中経の文庫

# 人生が変わる呼吸の教科書

加藤俊朗

KADOKAWA

「人間関係がうまくいかないなあ……」

「仕事でイヤなことがあったあ……」
というとき、

あなたの息は、
なんだか速くなっていませんか？

胸が詰まったり、
過呼吸だったりしていませんか？

「なんだか最近調子がいいな……」

「仕事がうまくいって心も体も軽いな……」
というとき、

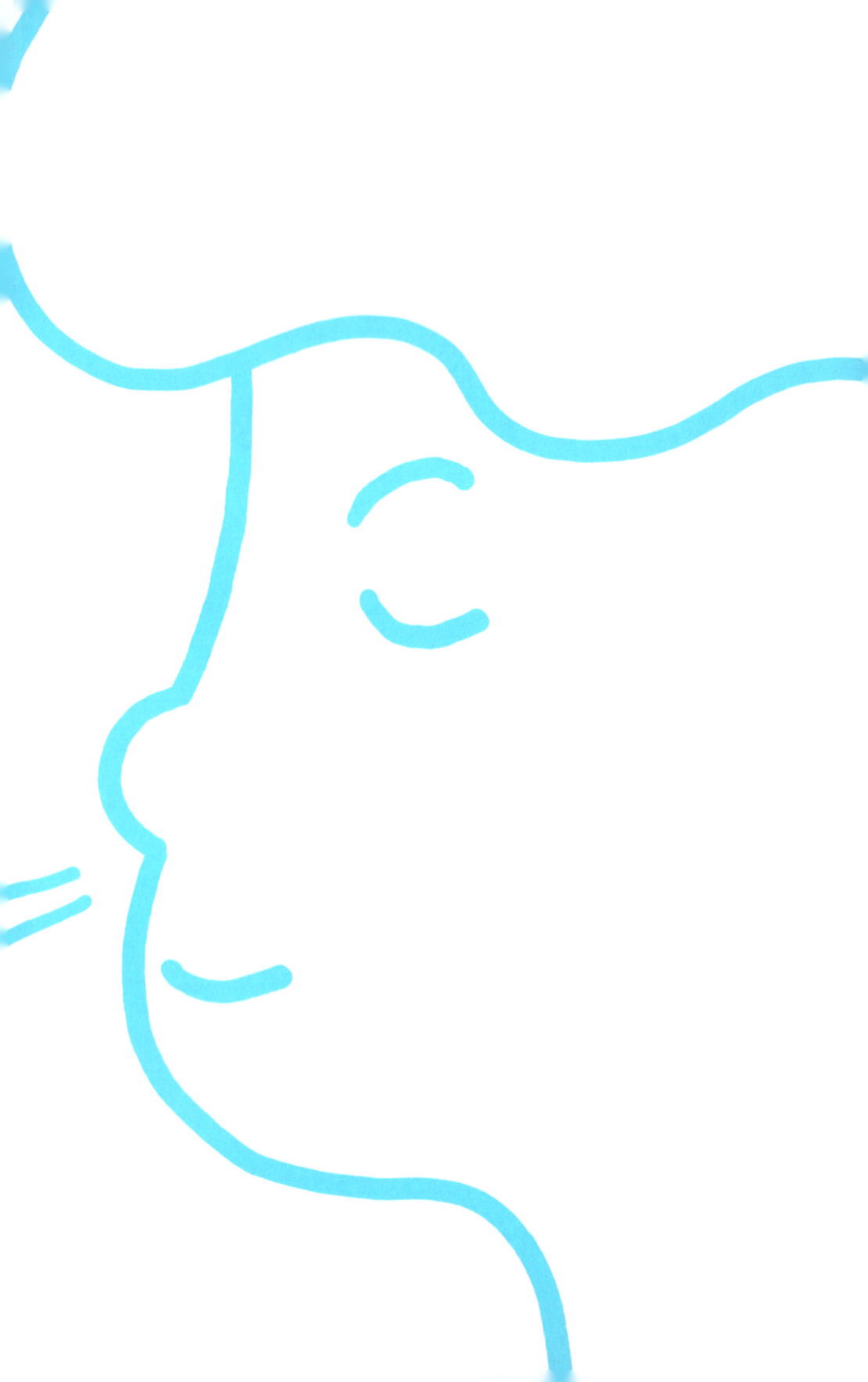

あなたの息は
ゆっくり深く、
落ち着いていませんか？

実は……

「あなたの呼吸」は
「あなた自身」を映し出しているんです。

つまり……

呼吸を変えると
あなたの人生が変わるのです。
息の吐き方を変えるだけで、
仕事も、人間関係も、
恋愛もうまくいくんです。

ちょっとウソみたいな話ですけど、
本当ですよ。

今まで自分の呼吸を
意識さえしていなかったあなた、

「は～っ」と、
お腹で息を吐いてみて。

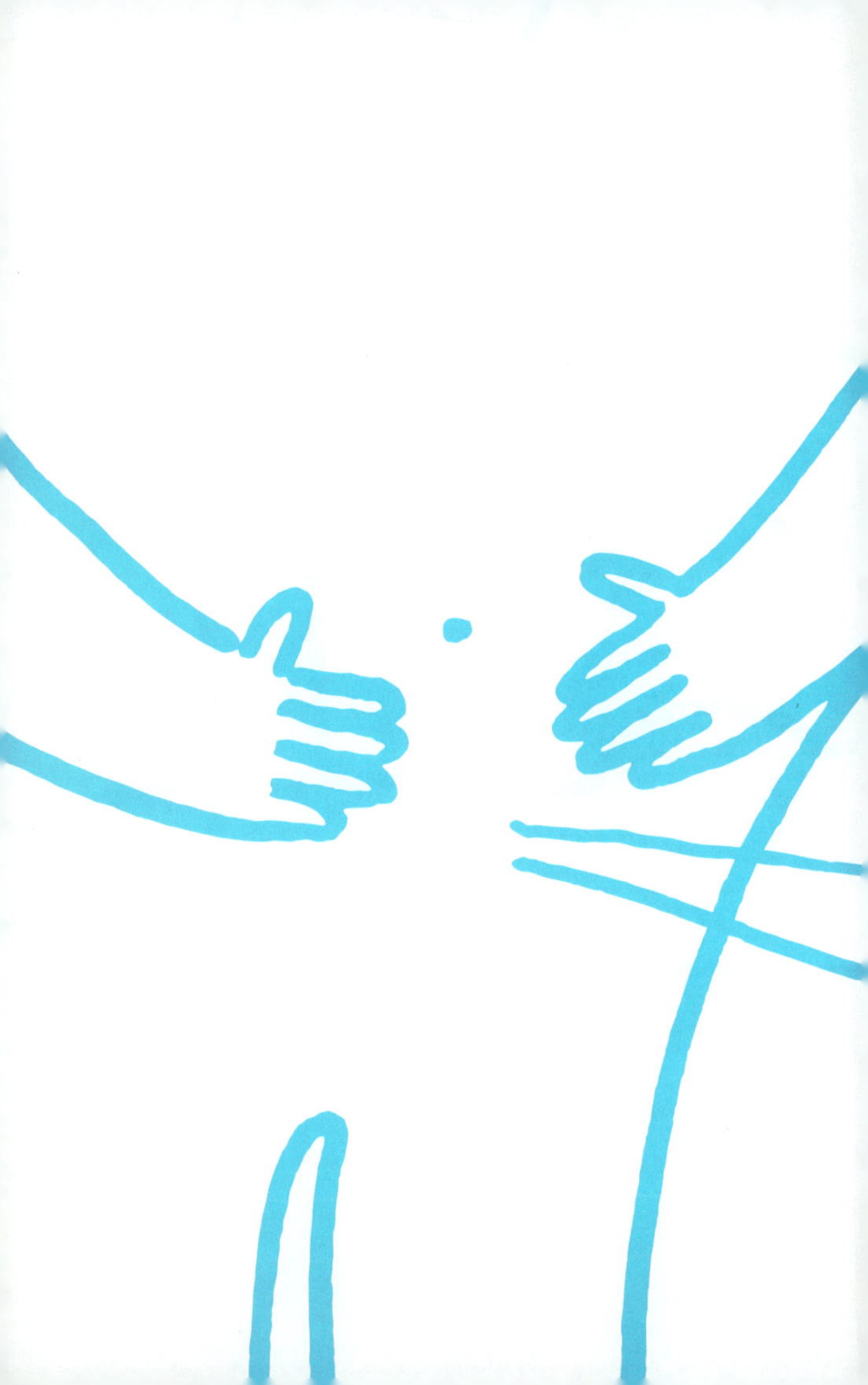

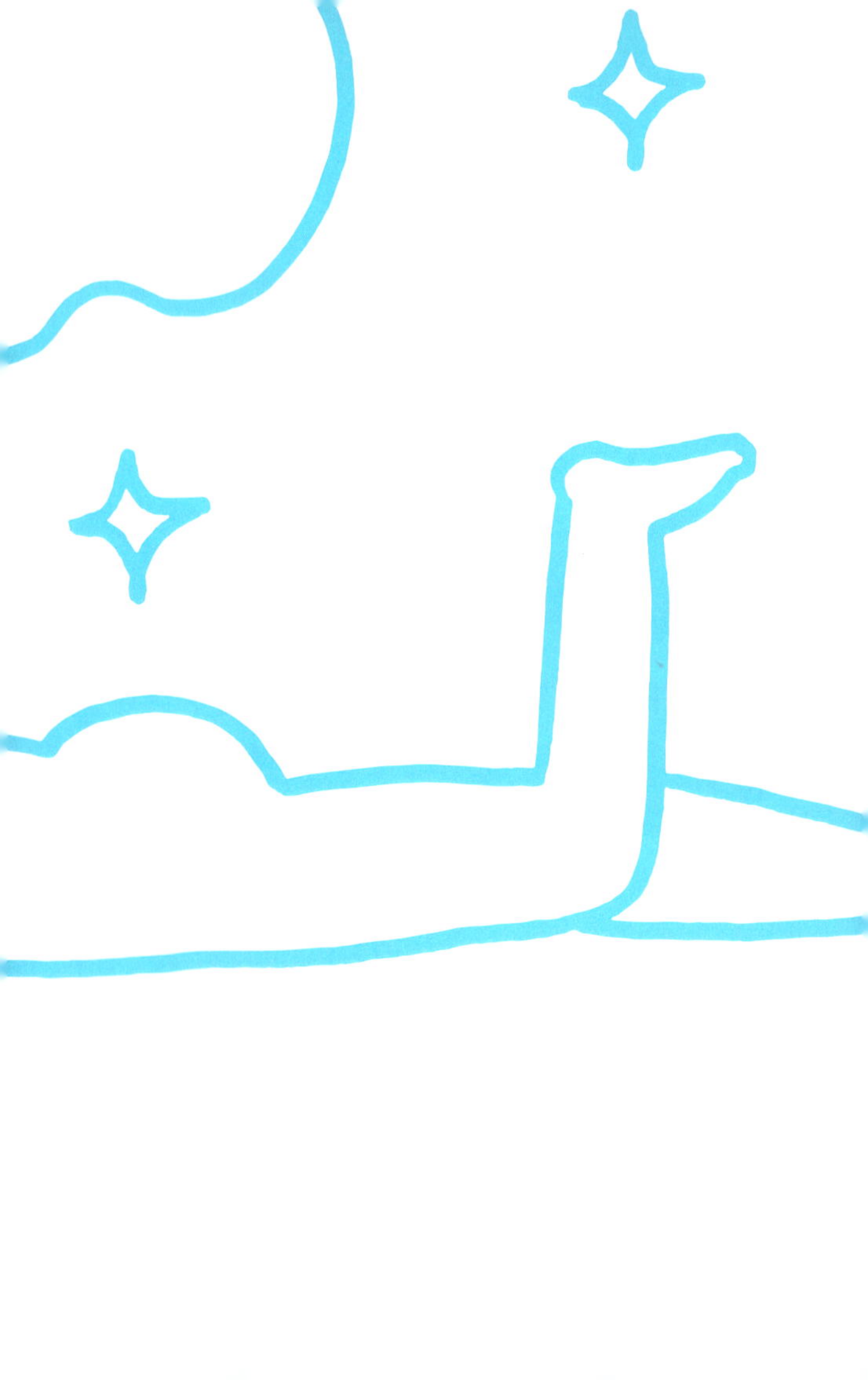

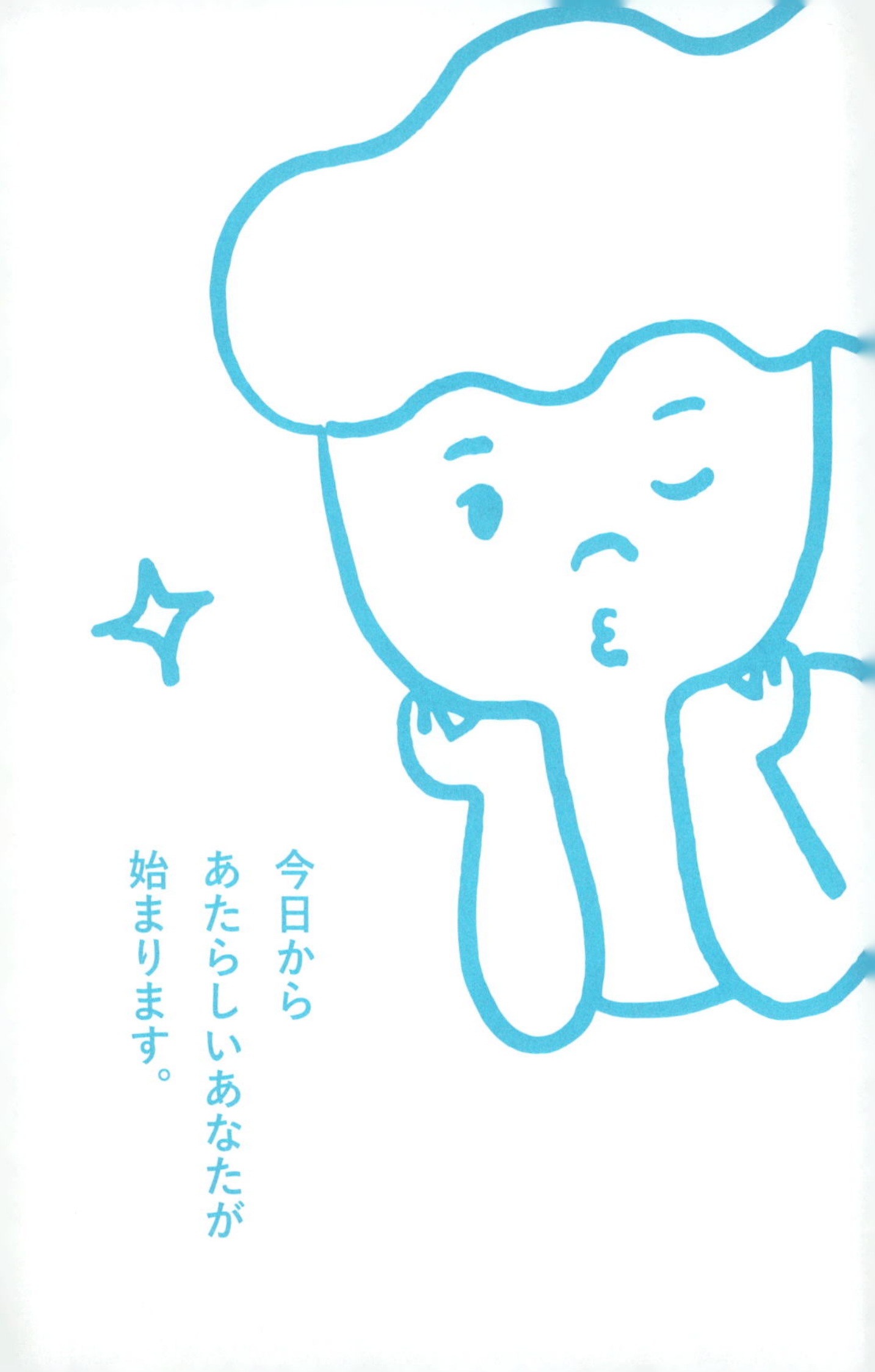
今日から
あたらしいあなたが
始まります。

# はじめに

呼吸は私たちが生きるために、毎日当たり前のように、
繰り返していることです。

でも普段の生活で、
自分の呼吸について意識したことがある人は、
ほとんどいないと思います。

「たかが呼吸」
……これが99％の人の実感ではないでしょうか？

みんな、食べ物や飲み物、サプリメントには

惜しみなくお金を使いますね。

特にお酒がわかりやすいです。
日本人は、ビールが大好き。
ドイツもビール。フランスはワイン。中国は紹興酒。
アメリカは……バーボン（あってるかねー）？

サプリメントも大好き。
ビタミン、ミネラル、カルシウム、アミノ酸。
それに精力剤（違った？）……。

だけどね、食べ物や飲み物はなくても、
しばらく生きていられます。
呼吸は止まると死んじゃうんです。
息を止めてみるとわかります……5分ももたないでしょ。

食べ物よりも、飲み物よりも大事なのが呼吸です。

息の吐き方を正しくするだけで、人生の流れが変化するんです。
人生の流れが変化するとは、
幸運な生き方に変わることであり、
健康な生活に変わることです。

はっきりいえば、よくなることです。

詩人の谷川俊太郎さんとは、呼吸が縁で出会いました。
15年間、1対1の、呼吸のレッスンが続いてます。
谷川さんに出会ってから、僕の運は一気に上昇しました。
おかげで離婚もせずおだやかに生活してます。

谷川さんは80歳を超えていますが元気よ（離婚はしましたけど）。
足腰はしっかりしてます。
冬場に油断すると足がつりますが、おおむね大丈夫です。
「足の裏で息を吐きなさい」と教えたら素直にやってますから、
１００歳は軽くいくでしょう。

企業研修やワークショップを通じて僕の呼吸のレッスンを体験し、学んだ人もたくさんいます。
初めは、呼吸のことは全く意識していない人ばかりでした。

意識して呼吸をした後は、目の周りがすっきりして、目力が出てきます。
顔は肌がきれいになってさわやかです。
女性は特に、美しくなります。

呼吸ができるようになった後の生徒さんからは、

・いつも不安だったのが、自分に自信が持てるようになった（30代・女性）
・怒りやイライラをコントロールできるようになった（20代・女性）
・緊張せずに、人とコミュニケーションが取れるようになった（30代・女性）
・家族との関係が改善された（40代・女性）
・会社を辞めようと思ってたが、再チャレンジしようと決めた（30代・女性）
・転職をする決意ができ、仕事運があがってきた（40代・男性）
・必要なお金が、自然に入ってくるようになった（50代・男性）

など、感想をいただいてます。

僕の呼吸は、難しいテクニックは必要ありません。
ただ「吐くだけ」。
とてもシンプルでしょ。

息を吐けば、あなたの人生は変わります。
一日1分、ちょっと意識を集中するだけ。

そうやって心の中をきれいに浄化すれば、あなた自身の「軸」が見えてくるでしょう。軸が見えてくれれば、あなた本来の自分を見つけることができます。
呼吸を通して、自分探しの冒険に出かけてみてください。

著者

もくじ

## 第2章 呼吸のきほん やればだれでもできる！ 5つの呼吸法

## 第3章 呼吸と人間関係

息を「吐く」と仕事も人づきあいもうまくいく！

## 第4章 呼吸とクセ いい呼吸を習慣にする方法



## 第5章 呼吸と宇宙 呼吸を通じて「自然」とつながろう！

本文デザイン:中島基文　本文イラスト:平松モモコ

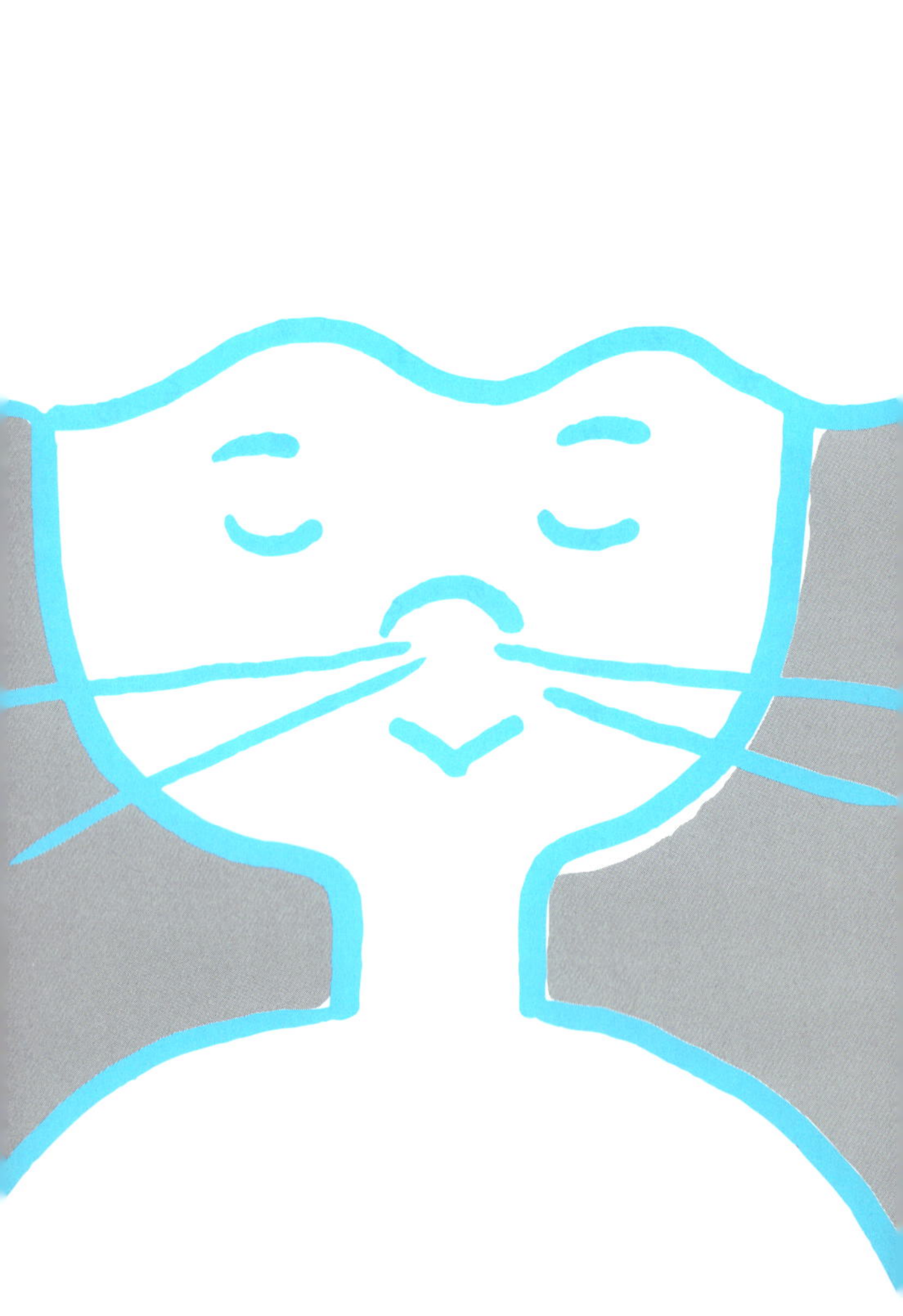

# 第1章
# 呼吸とあなた
人生を変える! 呼吸のすごい力

# 1

# 呼吸はあなた自身の鏡であり
# あなたの心の状態

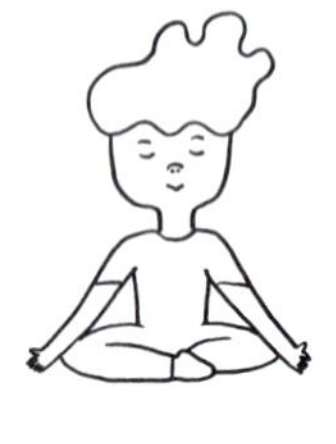

## 心の汚れを取るのが、「呼吸」

鏡は、磨いてないと何も映りません。光の反射を利用して映し見る道具ですからね。鏡の面をきれいにしておく必要があります。

他の例でいうと、たとえば、メガネです。メガネが曇ってたら、よく見えませんでしょ。メガネを磨くには、メガネふきが必要です。

呼吸も、このメガネふきと同じです。

心の汚れを取るのが、「呼吸」です。心の汚れ、ゴミ、埃は、あなたの感情です。

## 「息」は「心」

上司に「お前はダメだ」といわれた。この言葉が気になって夜寝られない。

このような不安な心の状態のときは、

あなたの息のしかたは不安定で、速くなります。
不安が何日も続くと、息がときどき途切れるようになります。

反対に、上司に「期待してるから、がんばれよ」といわれた。
その一言が、すごくうれしくて、自信になった場合。毎日の仕事がやる気満々です。
仕事を終えて家に帰って寝るときは、幸せな感じです。

このときの息は、落ち着いて、おだやかです。そして、静かですが力強いのです。

このように、無意識に人の心の状態が、
まるで鏡のように映り出てくるのが息です。

「息」という字は、自らの心と書きますね。
心の状態が、そっくり息のしかたに出るということです。
「息は心なり」なんです。

# LESSON

## 1分間の呼吸の数を数えてみよう

呼吸に
集中して
数える。
吐いて、
吸って1回
1.2.3.
4.5....
アラームを
1分間にセット

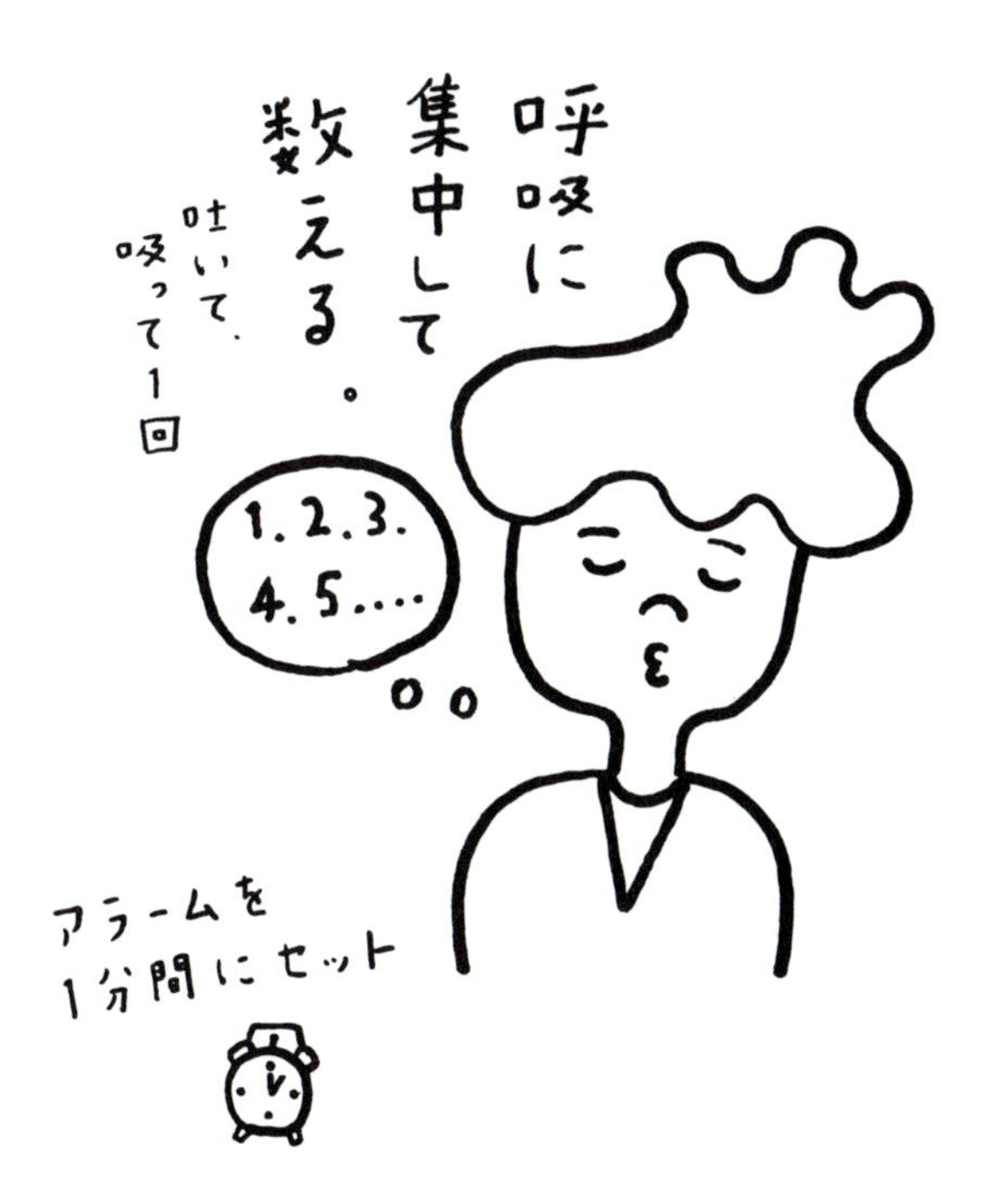

## MEMO

自然な呼吸を心がけよう
1分間に20回以上の人はストレスがたまっているかも

2

# 呼吸をコントロールできれば人生がコントロールできる

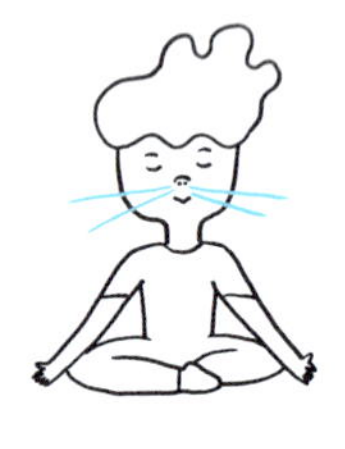

## 心は自由にならない

だれもが、おだやかな気持ちで日々を送りたいと思っています。

しかし、

「心を落ち着かせたい」

といくら頭で思ったところで、落ち着くことはできません。


自分の中には2人の自分がいます。

自由になる自分と、自由にならない自分です。

心理学でいわれるところの
「顕在意識（＝意識）」と「潜在意識（＝無意識）」です。

心の働く力が全体で「10」としたら、
自由にできる自分の力は「1」です。

自由にできない力は「9」です。

人生は、自分で自由にできない自分が支配しています。
だから人生は、思うようにいかないのです。

## 呼吸は潜在意識にアクセスできる

潜在意識のことを知るには、
テレビのコマーシャルがわかりやすいです。

テレビを見てると、コマーシャルが出てくるでしょ。
あれです。

あれはね、みなさんがドラマを集中して見てるときに、

# LESSON

## 潜在意識と顕在意識について知ろう

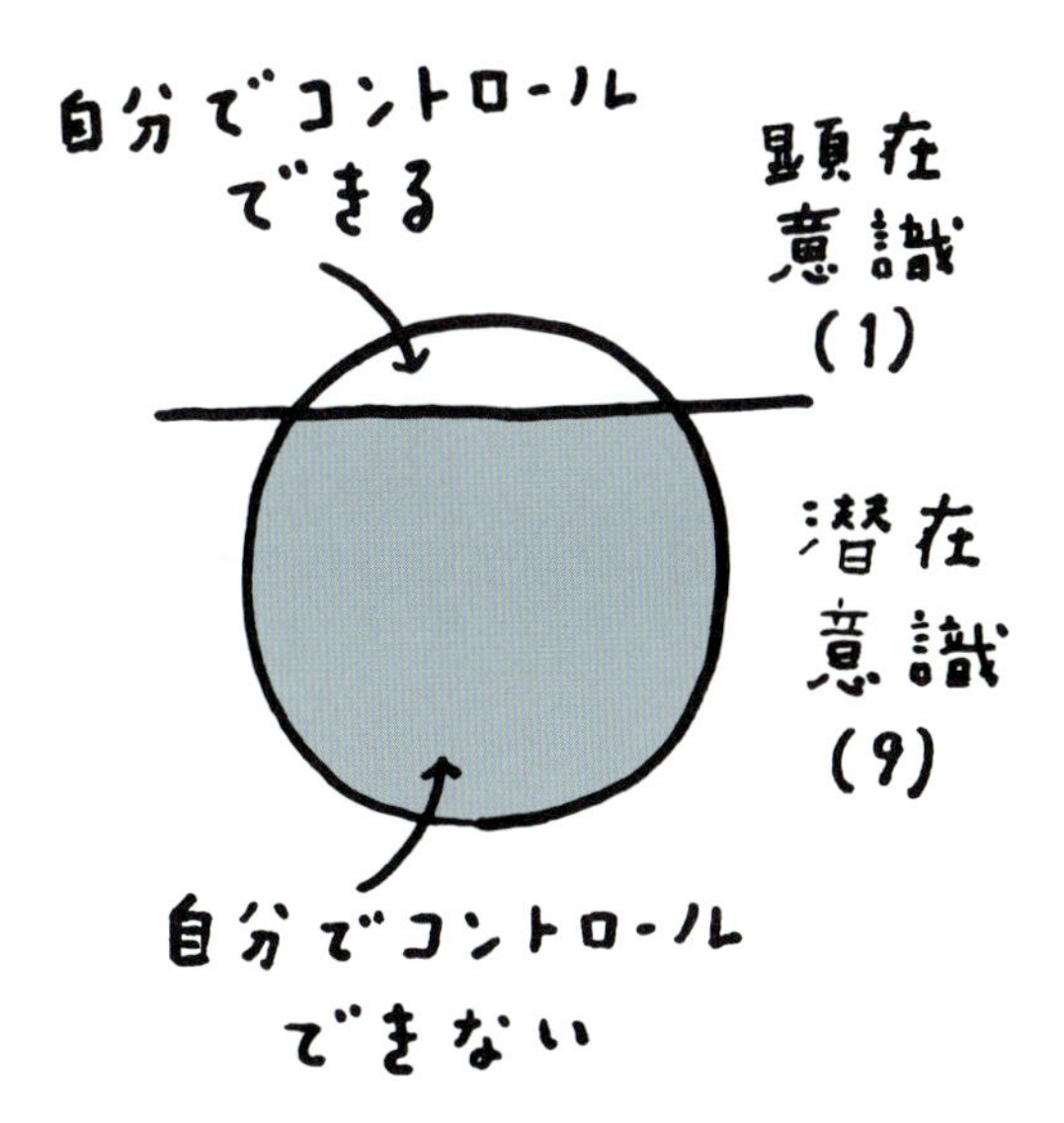


## MEMO

潜在意識は自分のクセや生活習慣から身についた意識

わざと画面を切って、自分の売りたい商品を見せてるんです。

「犬のお父さん」を知っていますよね。
犬がしゃべって、携帯を買えというでしょう。
何回も見ていると、
ついついビックカメラに行くでしょう。

コマーシャルは、繰り返し繰り返し、
あなたに商品を見せることによって、
あなたの潜在意識の中に
「携帯がほしい」という気持ちを揺り起こしているんです。

大事なこといいますよ。

自由にできない自分（潜在意識）に

アクセスできるのが呼吸です。
呼吸は潜在意識につながっているのです。
意識を使って気持ちよく息を吐くことで、
潜在意識を調和させコントロールするというわけです。

# 3

# 私たちは「経済」「心」「体」の三輪車で走っている

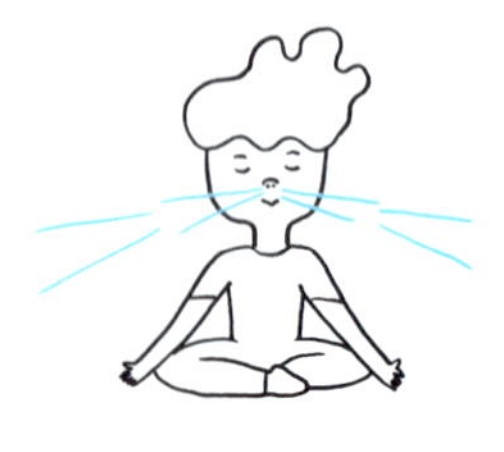

## 人生という道を走る「健康車」

人生という道は、砂利道だったり、
凸凹道だったり、水たまりがあったりします。
いつも平坦な道ではないのです。
歩いていくのもひとつの進み方、
馬に乗って進むのもいいけど、
車に乗っていくのもひとつの進み方ですね。

私たちが人生で乗っているのは「健康車」です。

3つのタイヤには、
空気が程よく入っています。
前輪のタイヤは、「経済の健康」です。
後輪のタイヤは、右が「心の健康」、

左のタイヤが「体の健康」です。

呼吸が「心」と「体」をコントロールしているのはおわかりですよね。
おそらくみなさんが疑問に思うのは
「なんで、経済と呼吸がつながっているのか」ですよね。

## 仕事に必要な2つの能力

「経済」は言い方を変えると、仕事のことです。
サラリーマンの人は、会社に自分の時間を提供して、
その代わりにお金をいただいています。
その人の給料はその人の仕事のでき具合で決まりますよね。
仕事のでき具合というのは、2つの能力のことです。

ひとつは「問題を解決する能力」です。
もうひとつは、すぐに解決できなくても
「明るい見通しを立てられる能力」です。

問題を解決する能力、
明るい見通しを立てられる能力。

これは息の吐き方で決まるのです。

なぜなら、息を吐いて心をきれいにする、
そして潜在意識とつながると、知恵が降りてくるからです。
この知恵さえ出れば、あなたのお給料は保証されるのです。

「経済の健康」というのは、食べていく力、

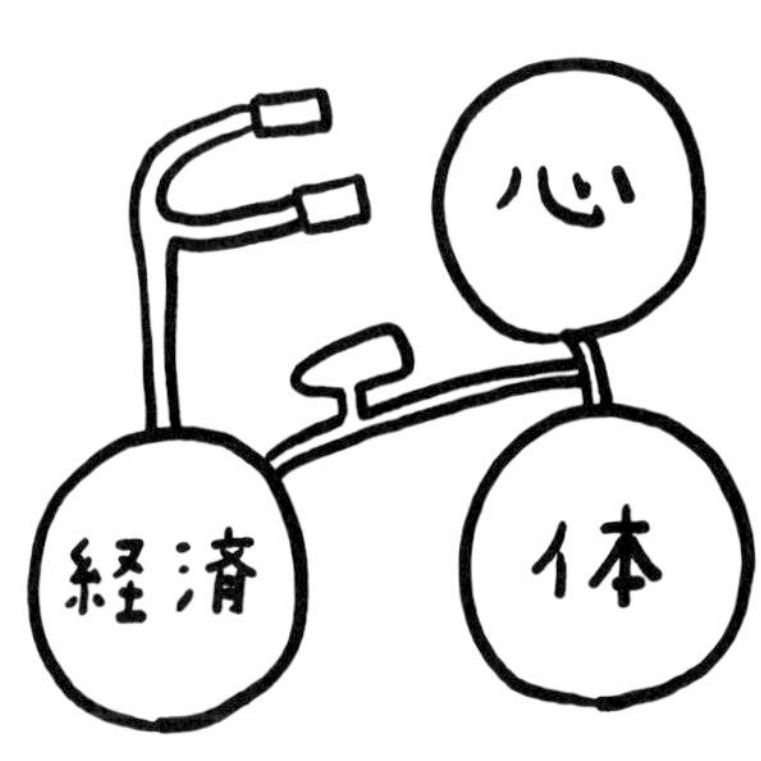

お金を稼ぐ能力のことなんです。

でも心が汚れてると、出てくるのは悪知恵ですからね。
悪知恵は、他人を不幸におとしいれます。

一時的には得したように思いますが、
時間が経過してから見返りを受けます。
だいたい10年か20年で帳尻が合うようになってます。

怖いですよ、
そのときになってからでは遅いですからね。
……後悔先に立たず……。

# LESSON

## 仕事でヘトヘトになったときの呼吸法

①手を丹田にあてる
②あたたかさを感じる
すこし眠ってもよい

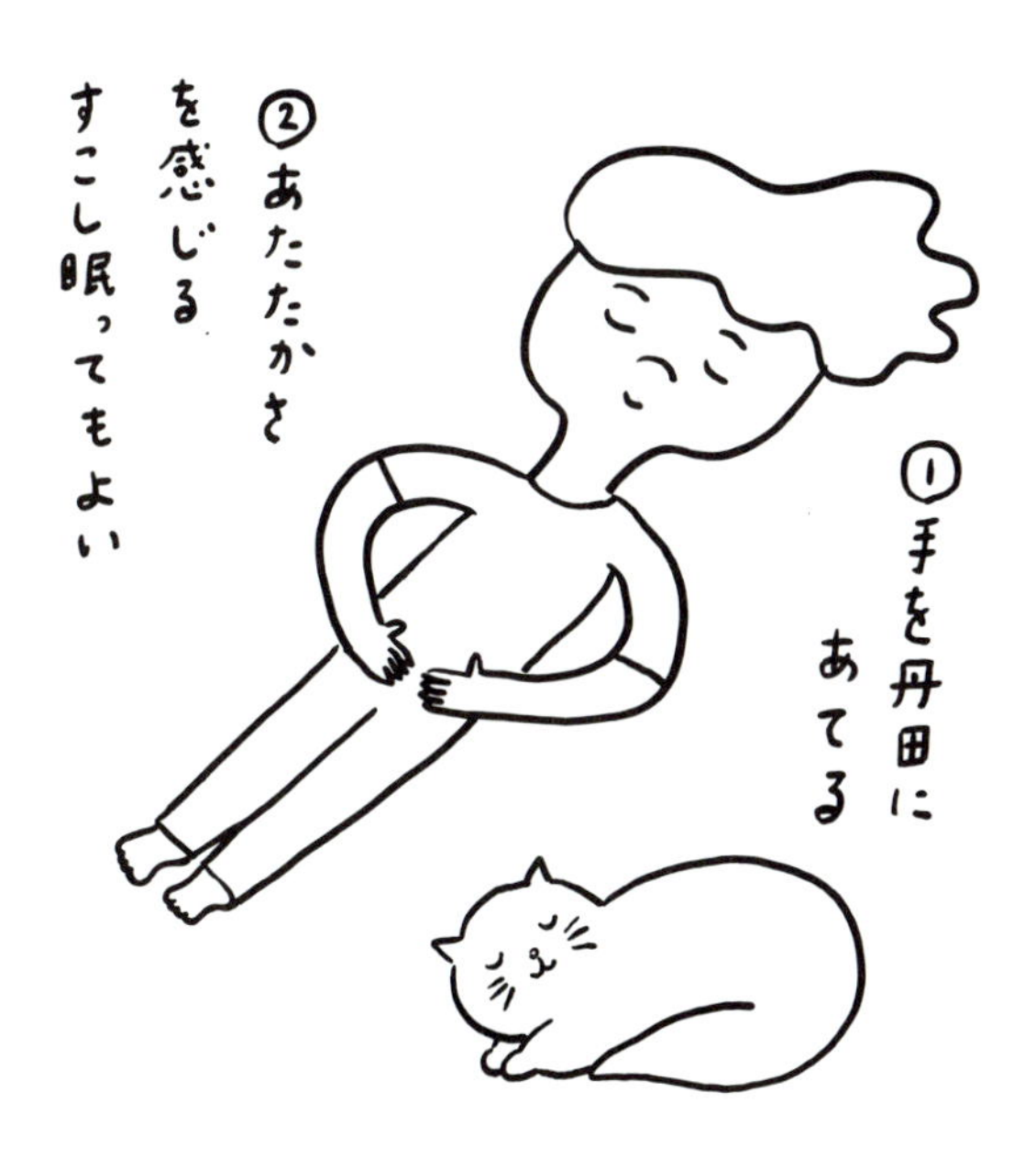

## MEMO

疲れたら眠る。これが1番だよ

# 4

# 呼吸は「自分」に気づくための道具

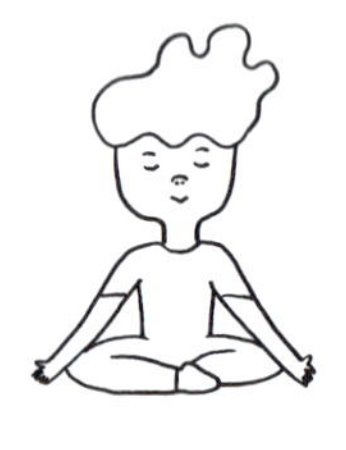

## Who am I ???

呼吸は道具です、英語でツールといいます。
役に立つ手段として使います。

何のツールか？
「自分」に気づくための道具が呼吸です。

私はだれ？
何のために生まれてきたのか？

人生の目的は、自分自身の成長であり、
人格の向上です。
成長や向上に、必要なのが「気づき」です。

気づくとは、
自分の「心の変化」を感じることです。

気づくとは、
自分の「体の違い」を感じることです。
気づきの繰り返しから、本当の自分に出会います。

「変化」と「違い」を感じる能力が
呼吸にはあるのです。

# LESSON

## 生きていることを感じてみよう

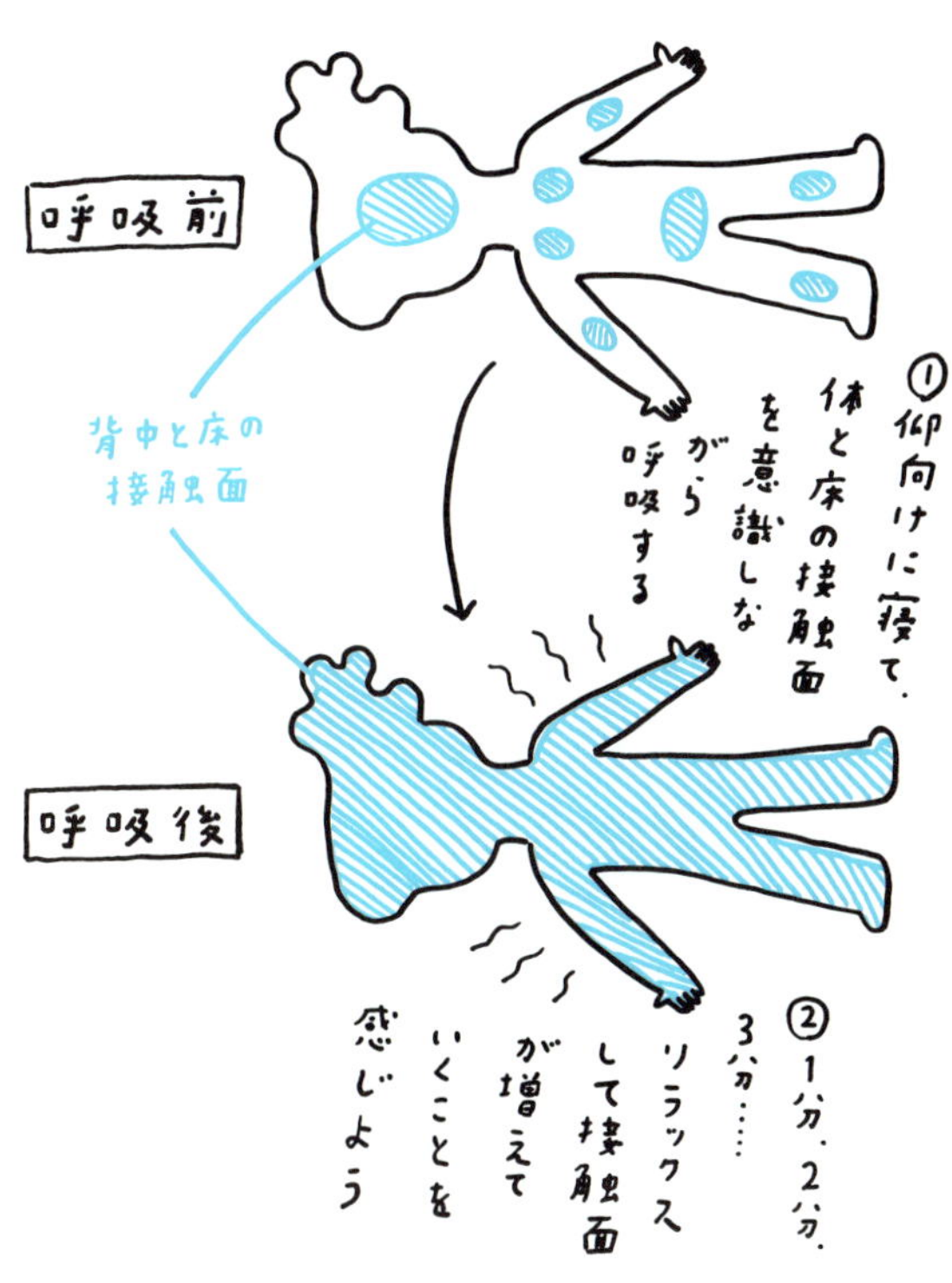


## MEMO

だんだん体が溶けてくるイメージで呼吸する

# 5

# 呼吸は「心の片づけ」です

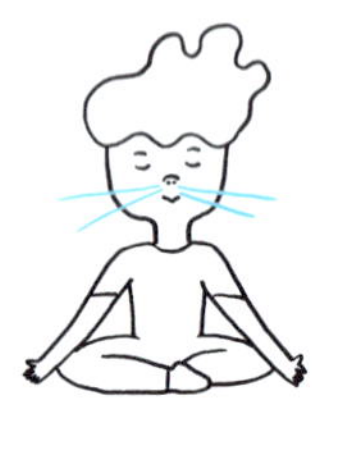

## 品質管理の基本は「整理」と「整頓」

僕は20代から、メーカーに勤めていました。モノづくりの会社です。

メーカーで物を作るときに、大切な要素は品質です。品質とは、品物のよしあしのことです。そして、作った物は、良い状態で保つ必要があります。良い状態を維持することを管理するといいます。

品質と管理を合わせると「品質管理」。

品質管理の基本は、「にえす」です。「２Ｓ」と書きます。
2Sとは、「整理」と「整頓」です。

1つ目のS（整理）とは、

①乱れた状態にあるものを整えること
②不必要なものを捨てること

必要であったものが、月日が経つと必要でなくなることがよくあります。
不必要なものを見つけ出すことから始めます。

不必要なものとは、

❶すぐ捨てるもの
❷お金になるもの
❸お金がかかるもの

整理とは不必要なものを3つに分けて捨てて、
乱れた状態にあるものを整えることです。

2つ目のS（整頓）とは

①よく整った状態にすること
②必要なものをきちんとすること

必要なものとは、

❶常に使うもの
❷たまに使うもの
❸ほとんど使わないがないとまずいもの

整頓は必要なものを定位置に置くことです。
そして常に使うものは取り出しやすい場所に置いて見える状態にすることです。
いつもすっきりです。

# LESSON

## お腹で息を吐いて心の片づけをやってみよう

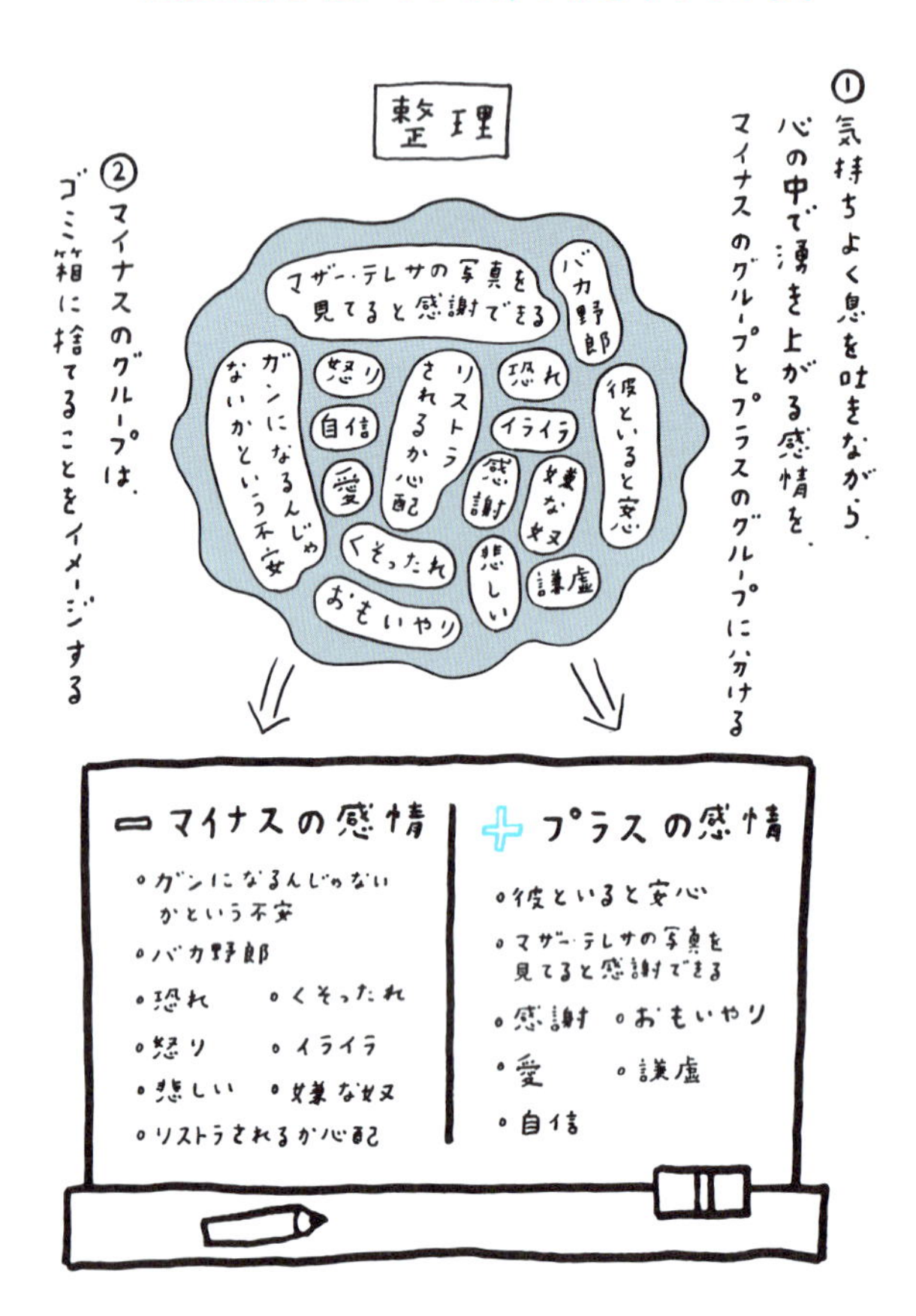

## 整頓

①心の中に、桐のタンスをイメージする
タンスの引き出しは「愛」「感謝」「安心」「自信」

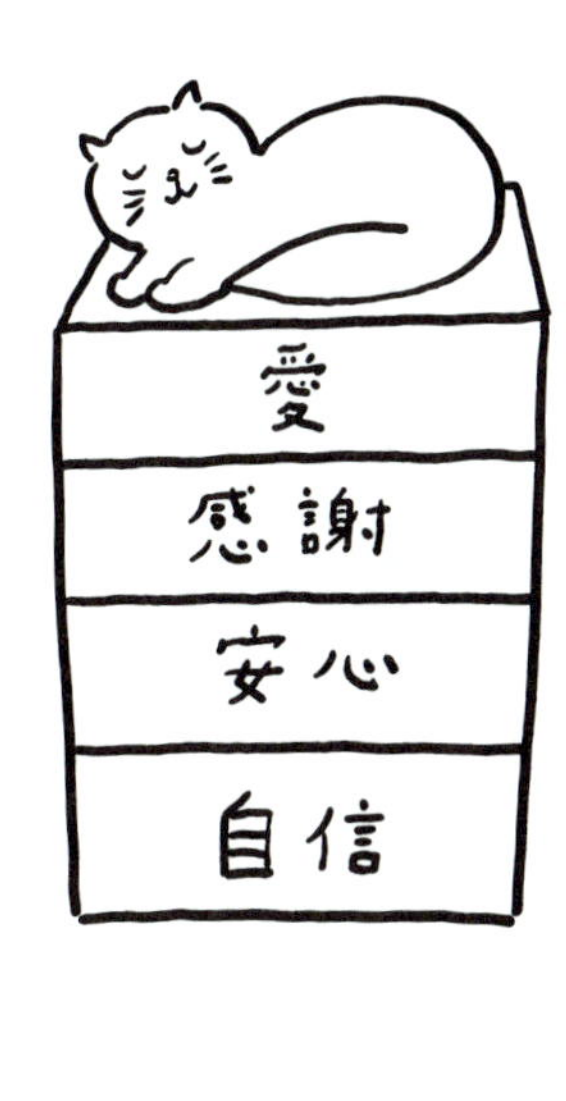


②感情を、これらの引き出しに入れていく

**MEMO**

必要なものはすぐ取り出せるように（トヨタ生産方式といっしょ）

# 6

# 息を吐いて 体に悪い「欲」を手放す

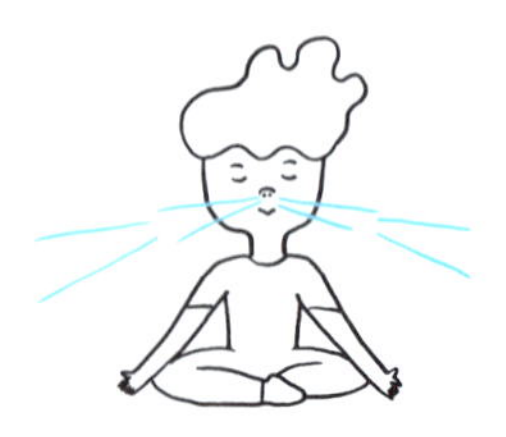

## 3つの欲を手放す

ここで手放すのは3つの欲……本能の欲のことです。
食欲・情欲・物欲……誰もが持ってます。
我欲、名誉欲、権利欲……競争です。
ポイントは、欲張りすぎないこと、人一倍求めないことです。
強欲を手放すことです。
「足りることを知る」といいようですよ。

人は手を握って生まれてくるようです。
人生とは、ひとつひとつの指を一生かけて広げていく修行です。
しっかりと握りしめるのではなく手放す行為のことです。
とても難しいです……。

## 正しい心はお釈迦様の「八正道」

お釈迦様が、心の片づけを八つの言葉にしてます。
「八正道」といいます。

正見（しょうけん）
正思惟（しょうしゆい）
正語（しょうご）
正業（しょうごう）
正命（しょうみょう）
正精進（しょうしょうじん）
正念（しょうねん）
正定（しょうじょう）

これを自分自身で理解して、実践してください。
ちょっとずつでいいですよ。

自分の未熟さに気づいてください、少しずつでいいですよ。
焦らないことです……
できない人は来世に期待してください。
何回もやり直しができますからね……
あきらめないことです。

ここは本当に難しいのですからね。
一生……生涯をかけて探求してください。

# 7

# 全てを吐き出したとき、幸せなエネルギーが入ってくる

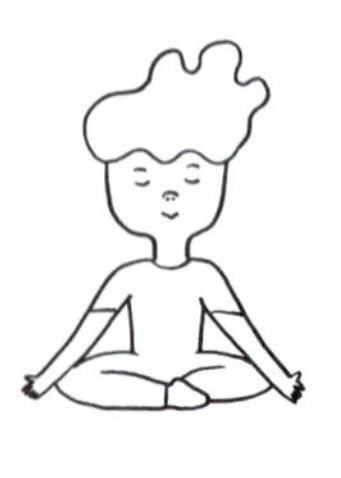

## 呼吸の大切な原理

ここも非常に難しいです。
加藤流でいきます。「独断と偏見」に満ちてますよ。

呼吸の原理は、「吐いたら、吐いたぶん、入ってくる」仕組みです。
出したぶんしか入ってこないのです。だから、吸ってばかりいる人には、何も入ってきません。

当たり前の話です。

赤ちゃんの呼吸は、お腹が自然に動いてます。
呼吸を無意識にしてます。意識して呼吸していないですよね。
お腹で息を吐いた分量だけしか入ってこないのです。
だって、吐いた分量が5として入ってくるのが6だといつか破裂するよね。

逆に吐いた分量が5で、入ってくるのが4だとするといつか苦しくなって息ができなくなるよね……そういうことです。

## 「空」とはどんな状態？

空っぽの「空（から）」という字は、空（そら）とも空（くう）とも読みます。

「空（くう）」は、お坊さんが悟ったときに、使う言葉です。

精神世界です。感性の世界です。
直観、ひらめき・創造力・未来予知力・超感覚を兼ね備えてる姿です。
心は、調和・やすらぎ・愛・感謝・平和・祝福・奉仕で満ち満ちてる状態です。

もっとわかりやすく説明しろって？

ここは、理屈で説明するより実際に息を吐いて体感するところなんです。

空（そら）……、顔を上に向けて雲ひとつない「空」を見たら、すみきった青空を見たら、

「幸せ」感じない？　感じるでしょ。

これでいいんじゃーない。

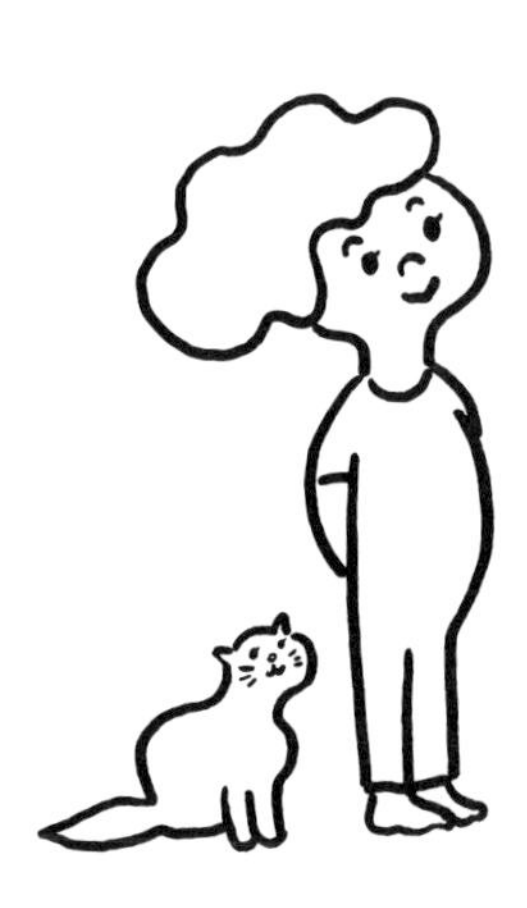

ちょっとひと息

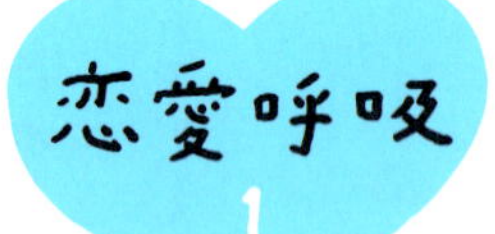


# 「色気」を出したいときの呼吸法

「色気」って、目には見えないですけど、
女の人なら誰でも持っているものなんですよ。
ここでは、それを自然に引き出すための呼吸法をお伝えしますね。
自分の裸を見ながら息を吐くだけで、昨日までとは
周りの人の目が変わってくるはずですよ。

1
お風呂上がりに裸で
鏡の前に座る
寒ければ
肩にタオルを
かけて
仙骨

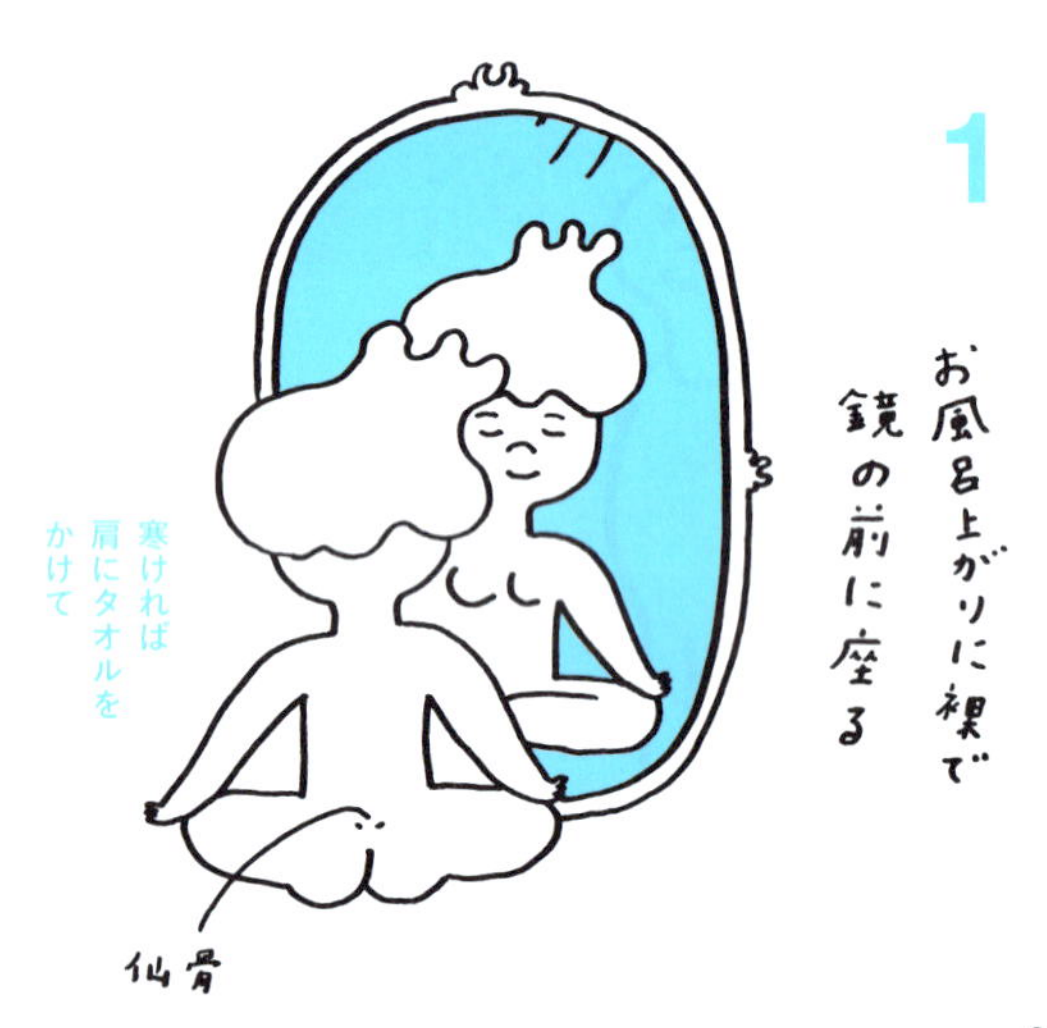

## 2

仙骨を立てて
ゆっくり息を吐く

## 3

自分の裸を見る
ことで体から
フェロモン
(加藤流にいうと
ヘナモン)
が出るよ!!

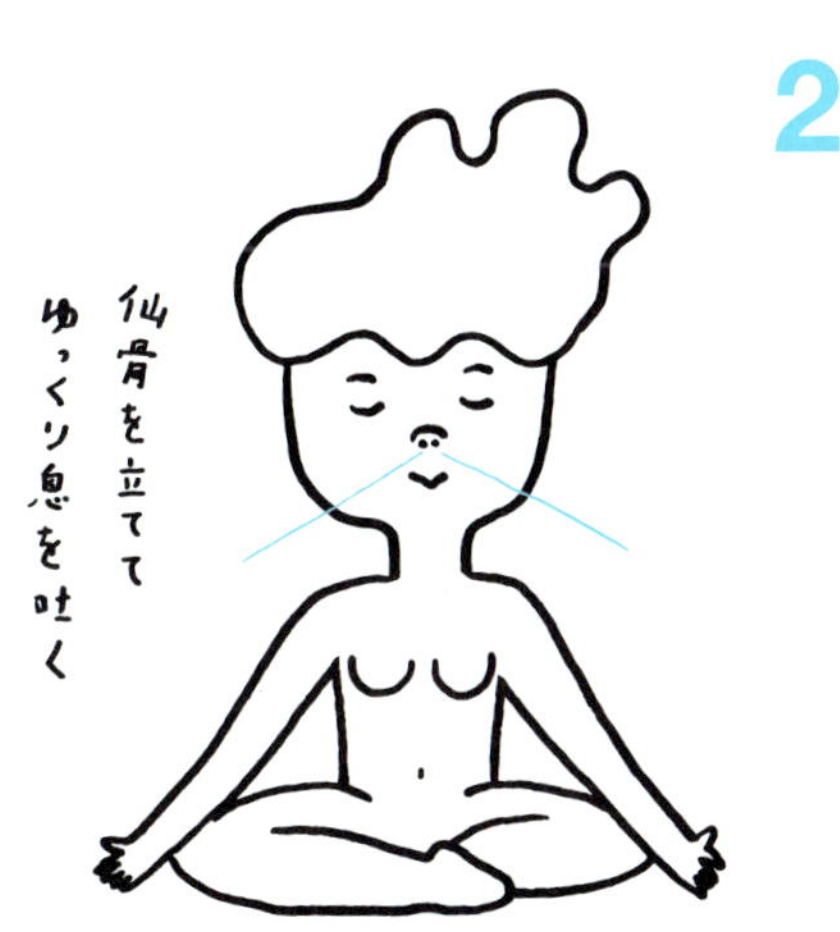

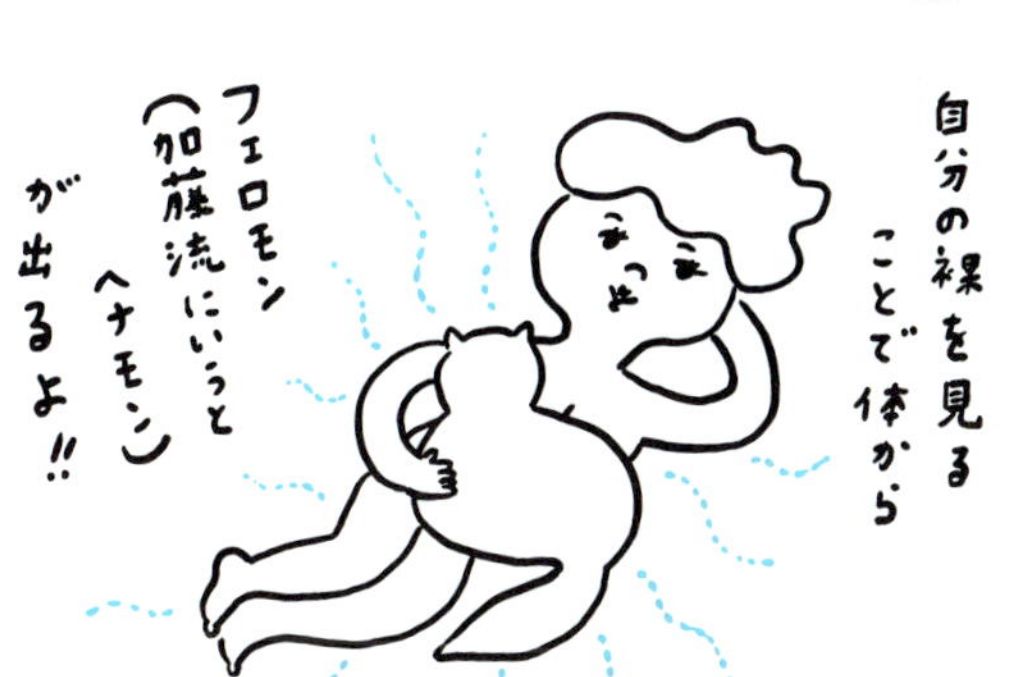

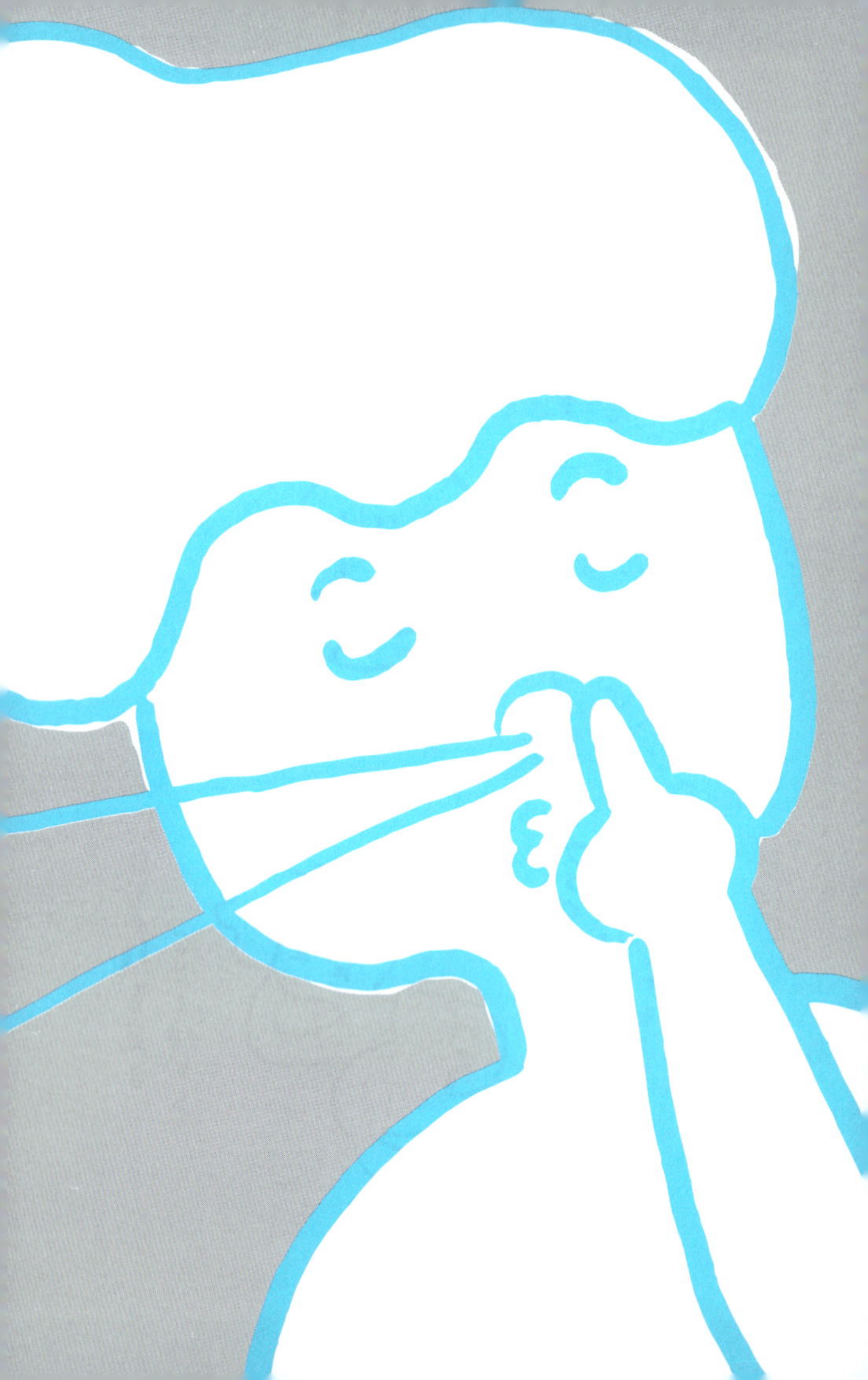

第2章

# 呼吸のきほん

やればだれでもできる！ 5つの呼吸法

# 8

# 「吸う、吐く」「吐く、吸う」まずは、自分の息のしかたを知る

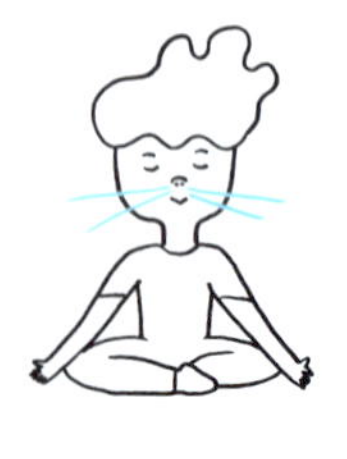

## 自分の息を意識することが第一歩

人間が生きているということは、息をしているということです。
でもみんな、そのことに気づきません。

人生を変えたいなら、まずは息に意識を向けて、
自分の息のしかたに「気づく」ことが大事です。

呼吸はあなた自身だといいました。
あなた自身のことを知らなければ、
あたらしく生まれかわることもできません。
どんな息のしかたをしているかを知れば、
今の状態がわかります。

具体的には、まずは胸に意識を向けます。

胸が動いてるかどうかを確認します。
次にお腹に意識を向けて、
お腹が動いてるかどうかを確認します。

胸とお腹が動いてるかどうか？
次は、どちらが強く動いてるように感じるか？

言い方を変えると、
吸ってから、吐いてるのか、
吐いてから吸ってるのか？

今の自分はどのような息のしかたをしてるかを知ることです。

# LESSON

## 自分は、吸っているのか吐いているのかを知ろう

①あおむけに寝て
胸に手をあてる
②次にお腹に
手をあてる
動いてる？


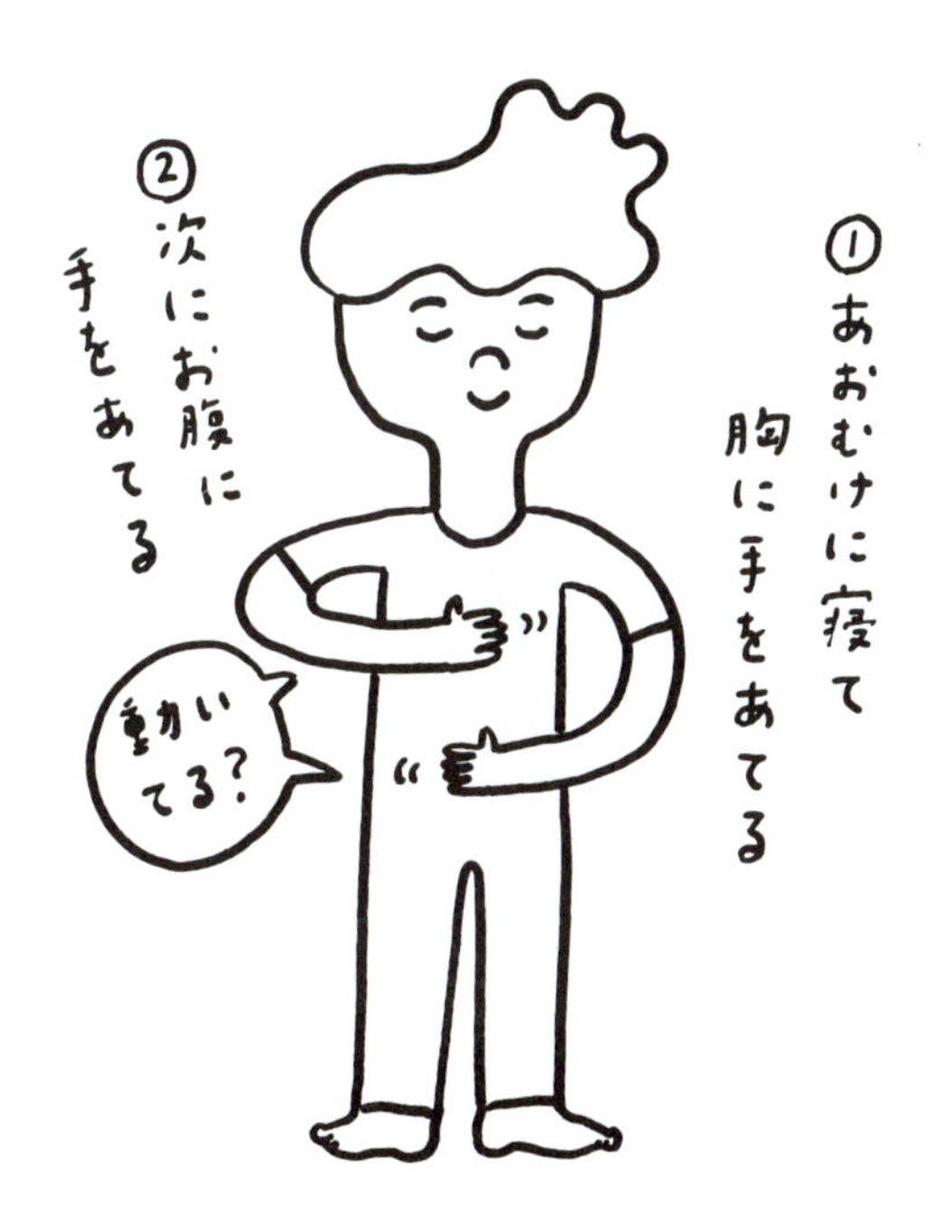

### MEMO

お腹が動いているのが「まとも」だよ

9

# 「胸」でなく<br>「お腹」で吐くと心が落ち着く

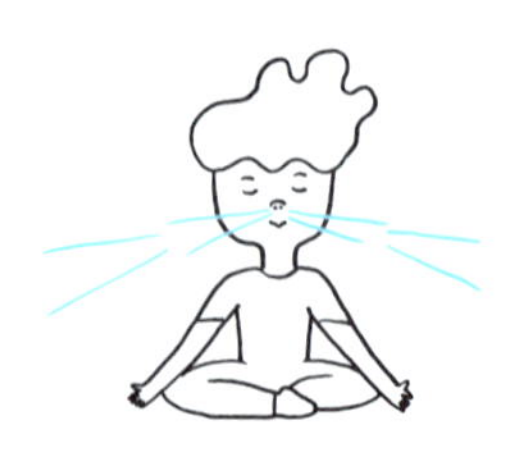

## お腹で息をすると、「吐く」が自然にできる

胸の呼吸は、吸うのが中心、
お腹の呼吸は、吐くのが中心です。

胸に意識がいくと胸が重くなります。
反対に、お腹に意識が「下りる」と気持ちが楽になります。
重心が下に下がるんです。

人間の本来の呼吸は、
文字通り「吐く」「吸う」です。
楽に息をする方法は、
気持ちが楽になるお腹がベストなんです。

実際に息を吐いてみましょう。

理想的なお腹の動きは、
スムースにへこんで、スムースに膨らむこと。
お腹に、ぐっと、ムダな力を入れないこと。
それから大事なことを忘れてました。

「気持ちよく」息を吐くことです。
どうです、簡単ですね。

お腹で気持ちよく吐く。
この呼吸を意識しなくてもできるようになってください。

# LESSON

## リラックスして「お腹」で吐いてみよう

①あおむけになって全身の力を抜いてリラックスする
②吐くときにお腹をへこませ吐いたら力を抜く


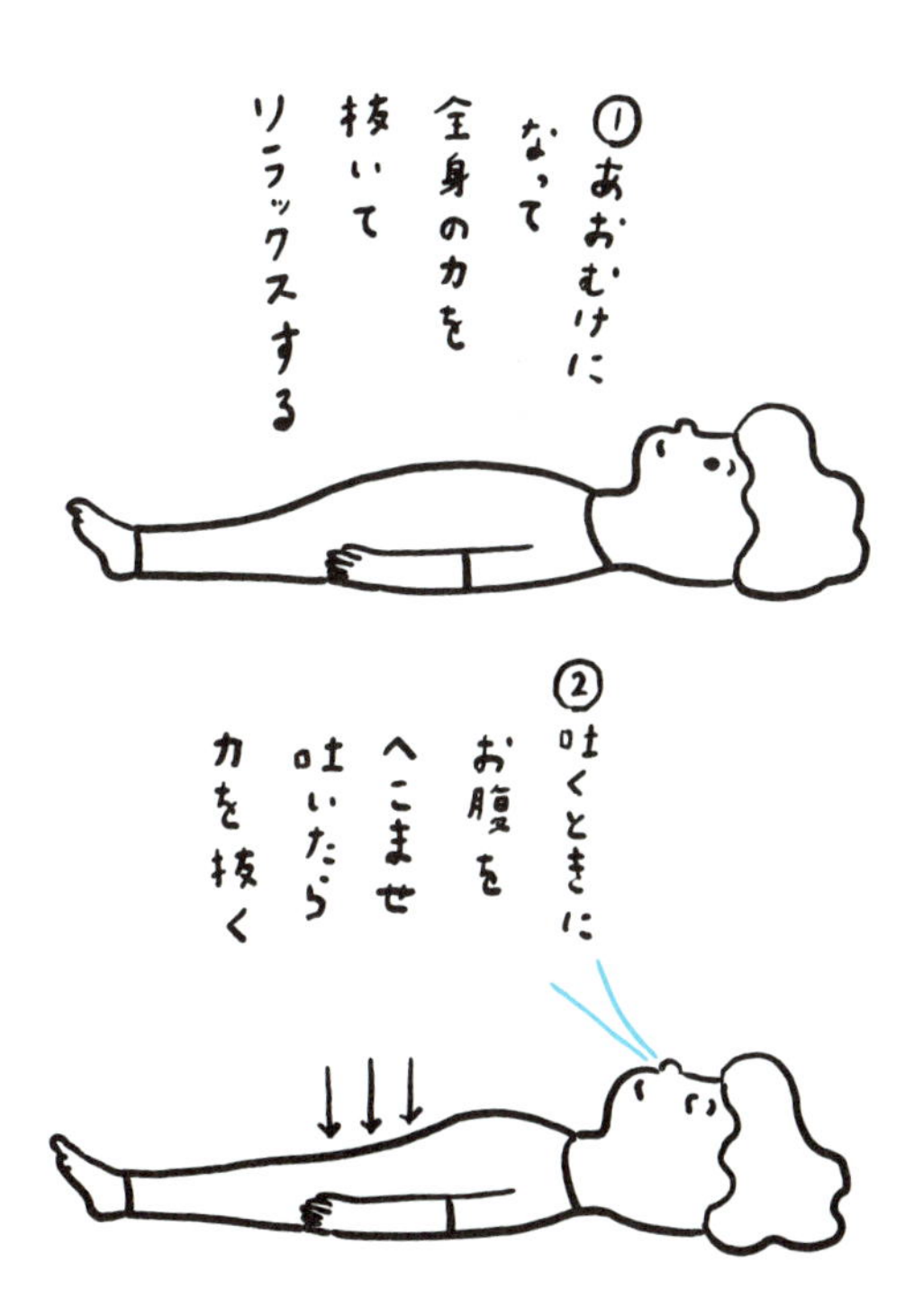

## MEMO

この呼吸が全ての基本。息は鼻。普段の生活でもできるようになろう

# 10

# 「丹田（たんでん）」で吐くと心が強くなる

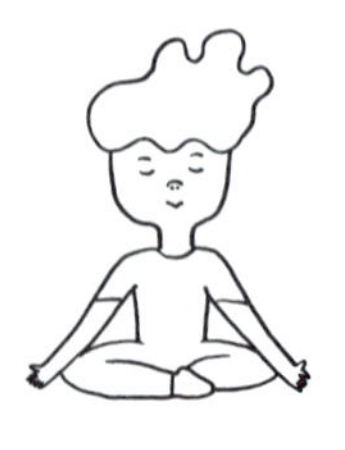

## 丹田は「気」の出入り口

「お腹」で吐くのに慣れたら、今度は「丹田」で吐きましょう。
「丹田」の場所は、へそ下三寸です。

一寸は約3センチですから、
おへそから9センチ下です。

「丹田」は、昔は「気海丹田（きかいたんでん）」ともいわれていました。
「気」が、出たり入ったりする出入り口であり、集散場所です。

気とは、エネルギーのこと。
目には見えませんが、
気のめぐりが良くなると健康になり、
気のめぐりが悪くなると、調子が悪くなるといわれてます。

「丹田」に気がたまると、精神・気力・胆力が養われるのです。
肝が据わった人のことです……「肝っ玉」ですね。
肝っ玉は、心に通じていて、
心を途方もなく強くしてくれるのです。

丹田で息を吐く呼吸も、
意識しないでもできるまで続けましょう。
「石の上にも三年」というけど、
3年間続けると、本当に自然にできるようになります。
続けることがとても大事です。

# LESSON

## 「丹田」で吐いてみよう

①おへそから9センチ下の
丹田の場所を
さわってみる
②さっきのお腹と同じ要領で
丹田で息を吐いてみる
おへそ
9cm
丹田

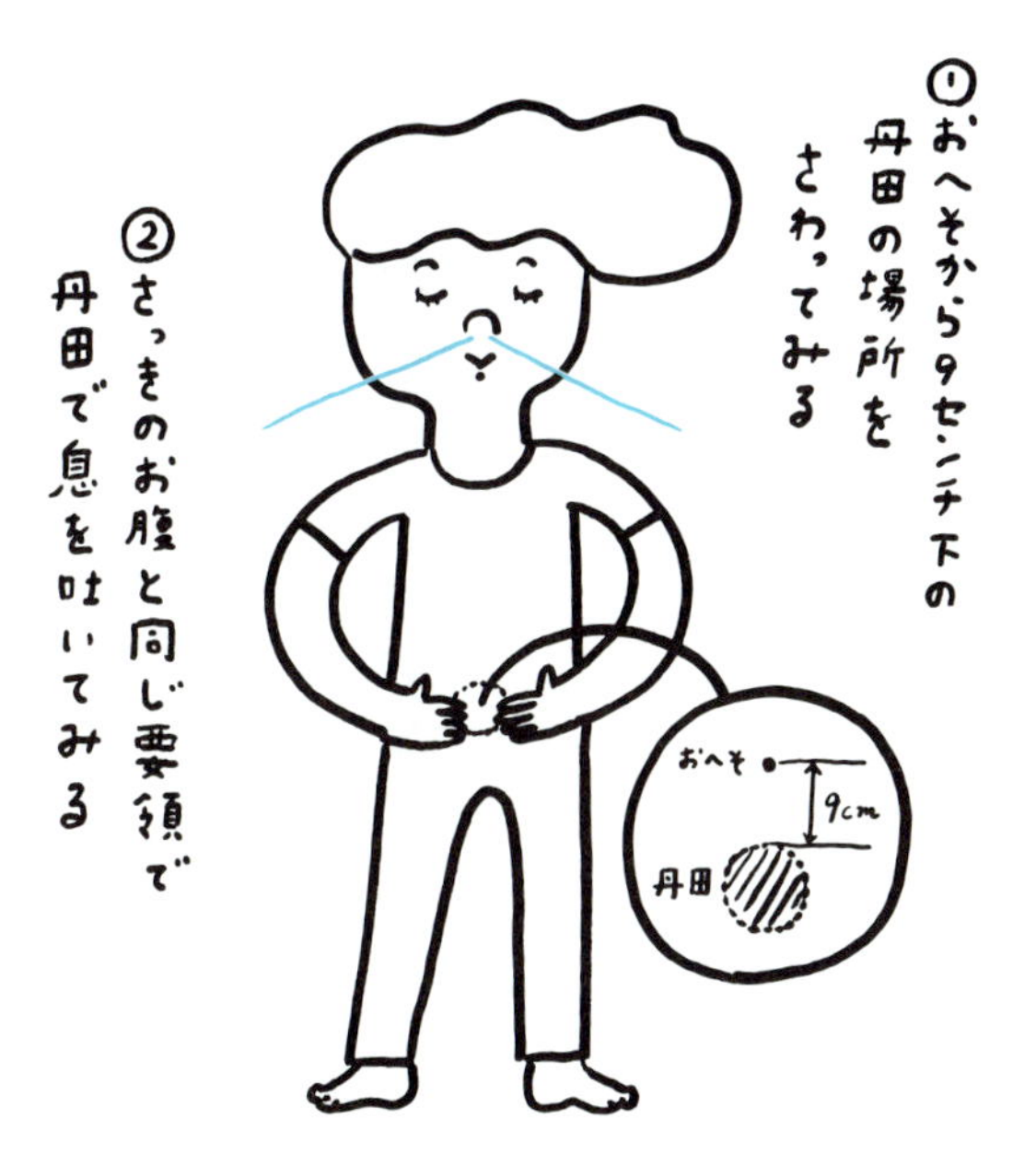

## MEMO

丹田はエネルギーを入れて、ためて、出す

# 11

# 「速い呼吸」で集中力を高め、脳を活性化する

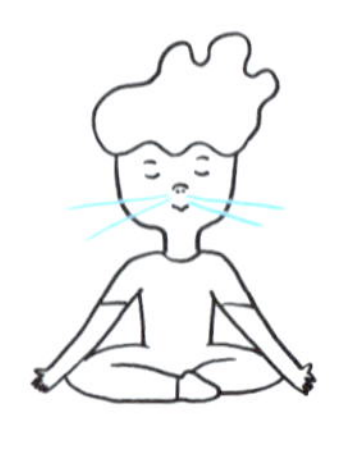

## 鼻詰まりは集中力の敵

自分で気づかないうちに鼻が詰まっている人、すごく多いですよ。
鼻が詰まっていたら、風邪をひいたときの状態と同じ。
集中力はほとんどありません。

これは、人生を生きるうえで、とても損です。
仕事では当然能力を発揮できませんね……本当ならもっともっと輝けるのに。

呼吸で鼻の通りをよくすれば、集中力を高めることができます。
脳みそも活性化します。

鼻詰まりが治れば「さわやか」「爽快」です。
その方法は、簡単。意識して、鼻で息をすることです。

まずは、スピードを速くすること。
丹田を意識して、ハッ、ハッ、ハッ、と
１００回を目指して息を吐きます。

## 脳を活性化する呼吸

ティッシュを鼻に詰めてやります。
最初は左の鼻、次に右の鼻です。
教室でも人気があります。
みんな笑っちゃうんだよね。
楽しんでやってくださいね。

# LESSON

## 脳をスッキリさせよう

①ティッシュを1枚
用意して左の鼻に
詰める
②右の鼻で
ハッハッハッと
速く吐く
③今度は
左の鼻で
速く吐く
ハッハッハッ

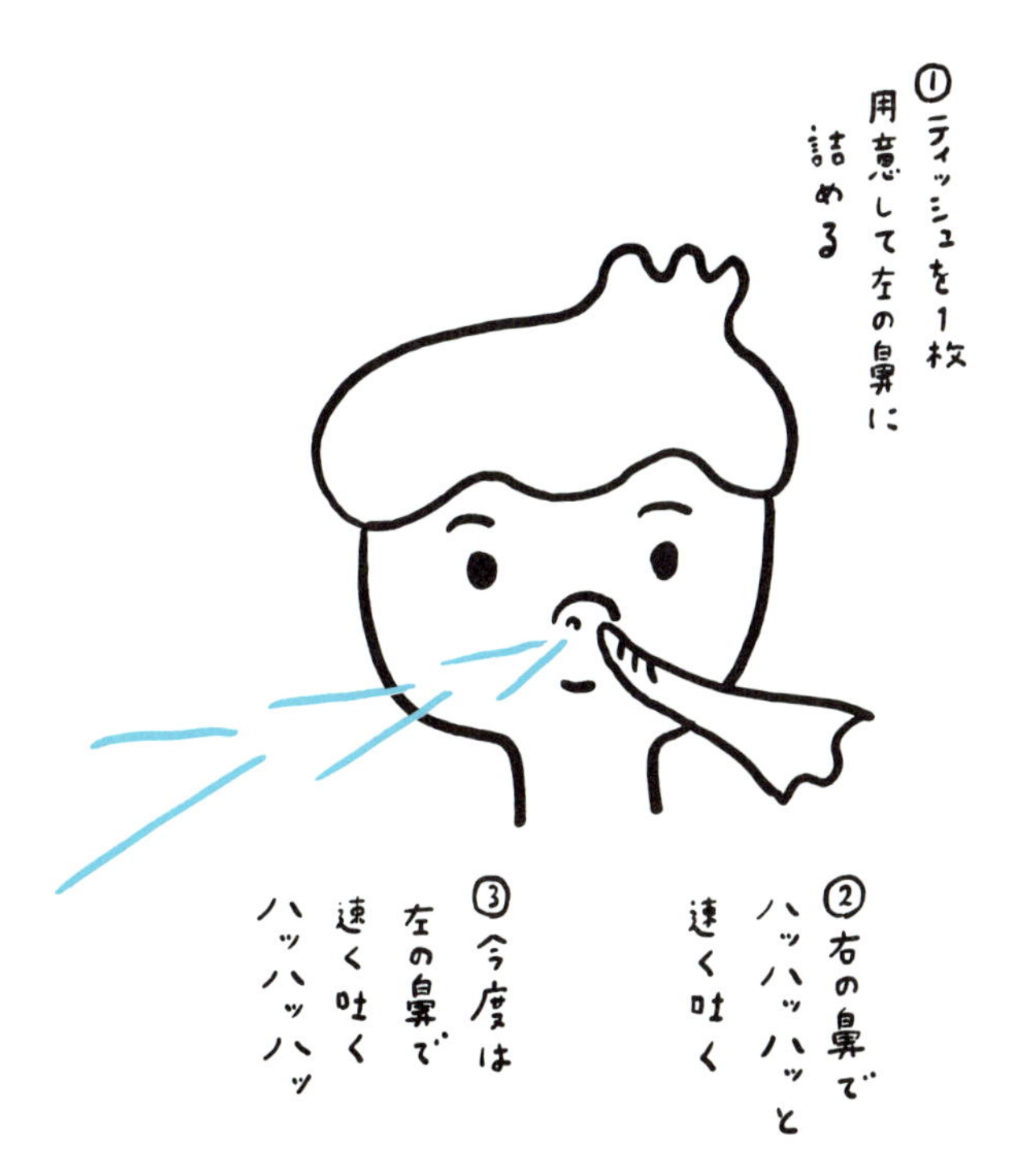

## MEMO

目標は100回。無理をしないこと

12

# 肛門で息を吐けると自律神経が整う

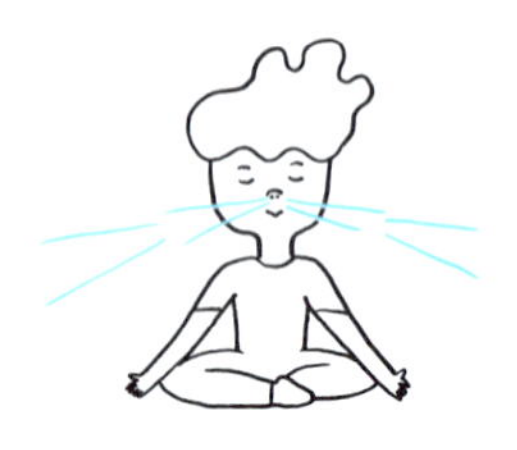

## 自律神経とは？

呼吸をコントロールしているのは、
あなたの潜在意識の領域です。
心臓や肺を動かしているところも同じです。
あなたがコントロールできない「自律神経」という部分です。

自律神経のバランスが崩れると、
心が不安定になったり、体の調子が悪くなったりします。
夜眠れないのも自律神経の不調です。

実はこの自律神経は、「肛門」と関連してるんです。

生きてるうちは、勝手に閉まってる。死んだら肛門は開く。
うんこを出す時、勝手に開くでしょ。

出した後、閉めようと思わなくても閉まってるよね。

不思議じゃない？

これが、自律神経の正常なバランスです。
普通じゃはかり知ることができない場所が
肛門なんです。

肛門は偉大だということが伝わりましたか？

この呼吸は肛門に感謝してやるといいよ。
ただし「やりすぎないこと」。
鍛えるんじゃーないからね。

# LESSON

## 肛門に感謝してみよう

①お風呂に入ったら
肛門に手を
当ててみる
②仙骨を
立てて姿勢を
整え、肩の力を
抜いて肛門を意識
しながら呼吸する


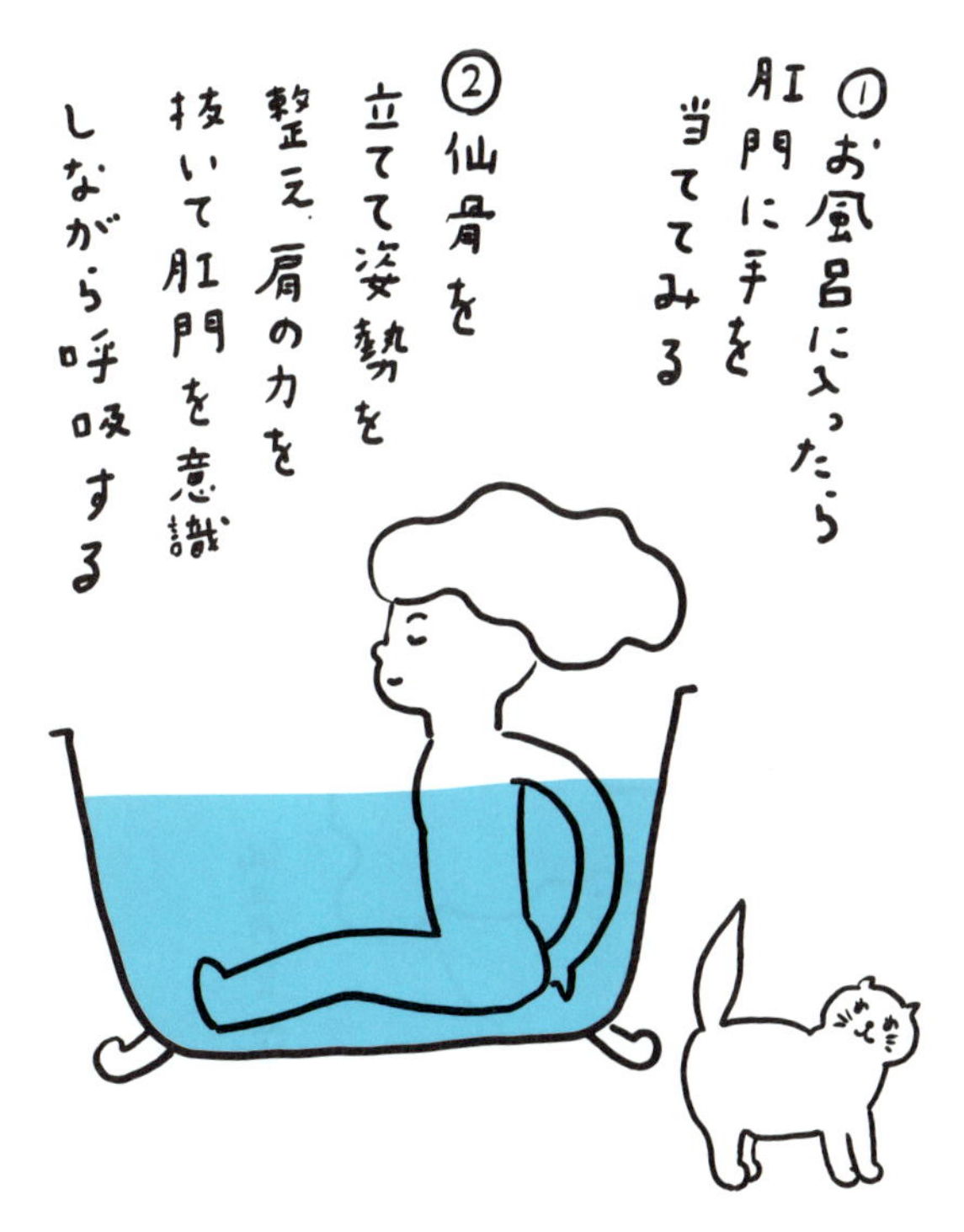

## MEMO

肛門の閉まり具合で人間の運命が決まる
吸うときに肛門が閉まる人は、自律神経に問題があるかも……

ちょっとひと息

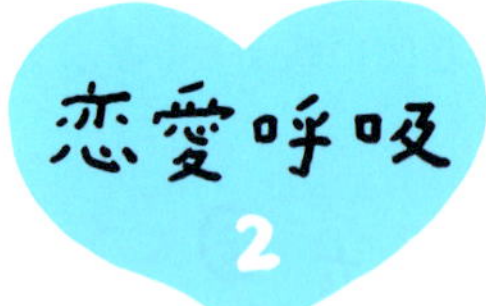


# 彼氏ができる呼吸法

「最近異性に縁がないな……」という人はね、実は、
自分から、異性を遠ざけている可能性が高い。
「そんなことないよ！」という人も、
潜在意識は、実は彼（彼女）を拒否してる。
呼吸によって、自分の思いを解き放ってみて。
驚くほど早く結果が出ますよ。

1

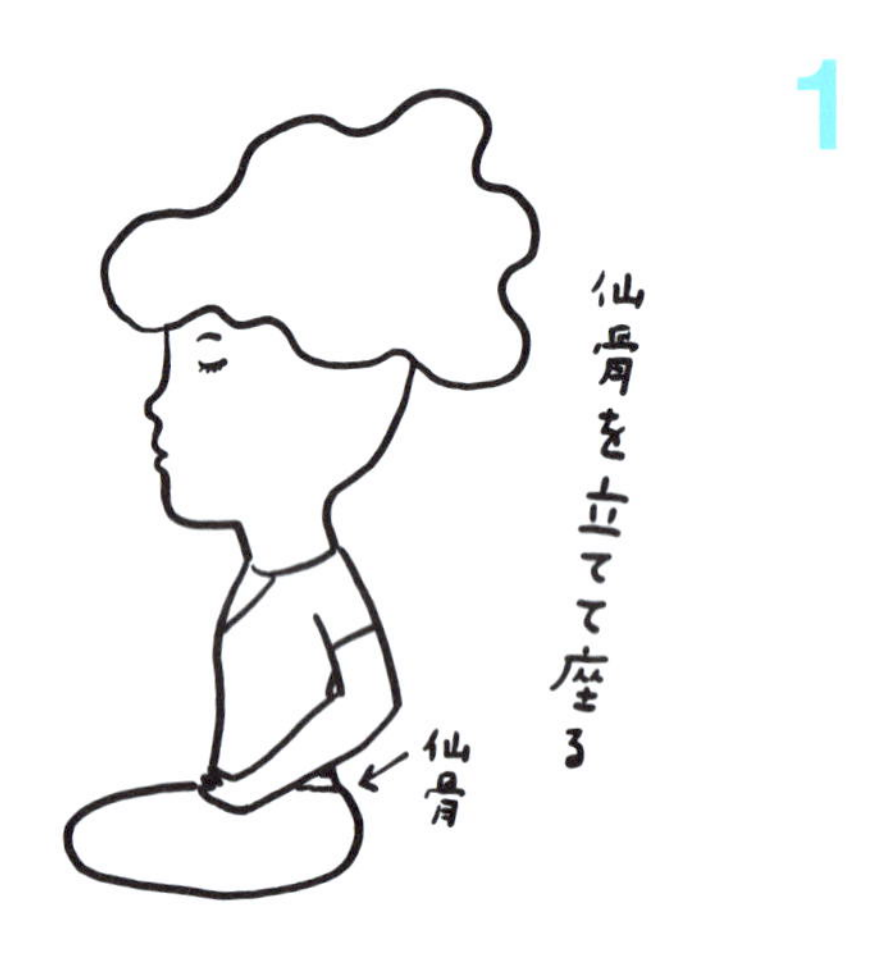

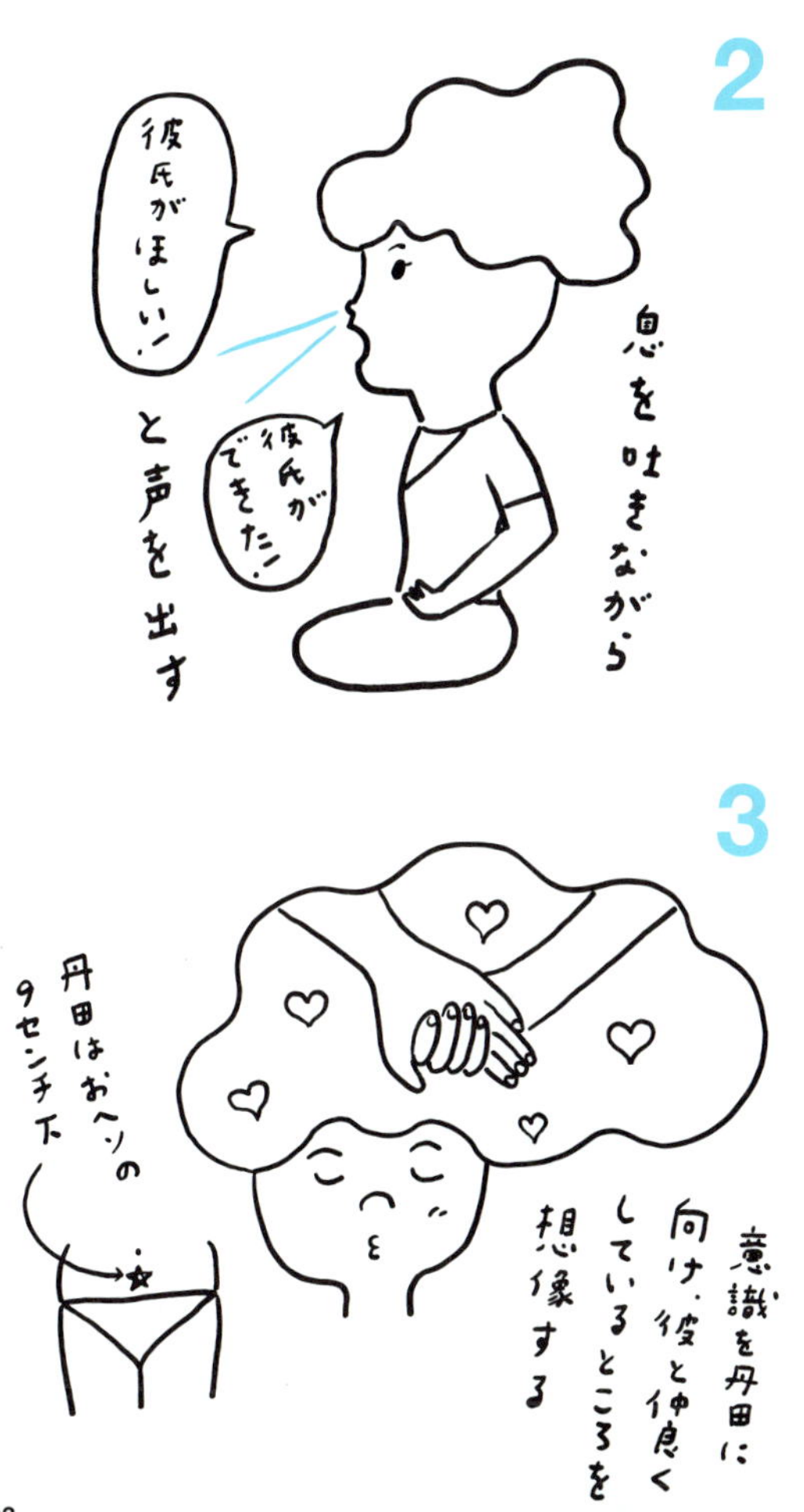
2
息を吐きながら
彼氏がほしい！
と声を出す
彼氏ができた！
3
意識を丹田に向け、彼と仲良くしているところを想像する
丹田はおヘソの9センチ下

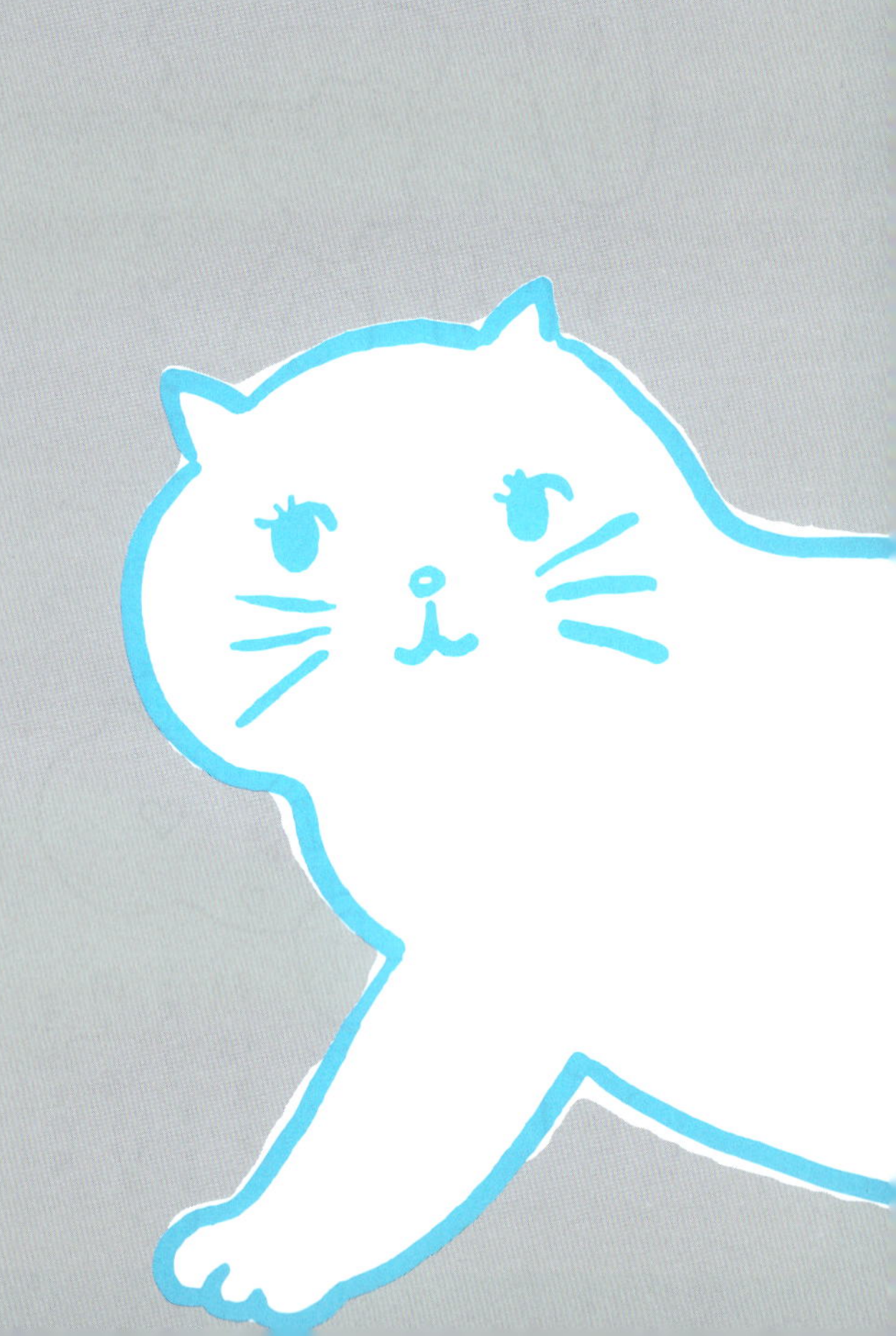

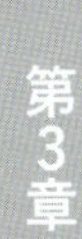

第3章

# 呼吸と人間関係

## 息を「吐く」と仕事も人づきあいもうまくいく！

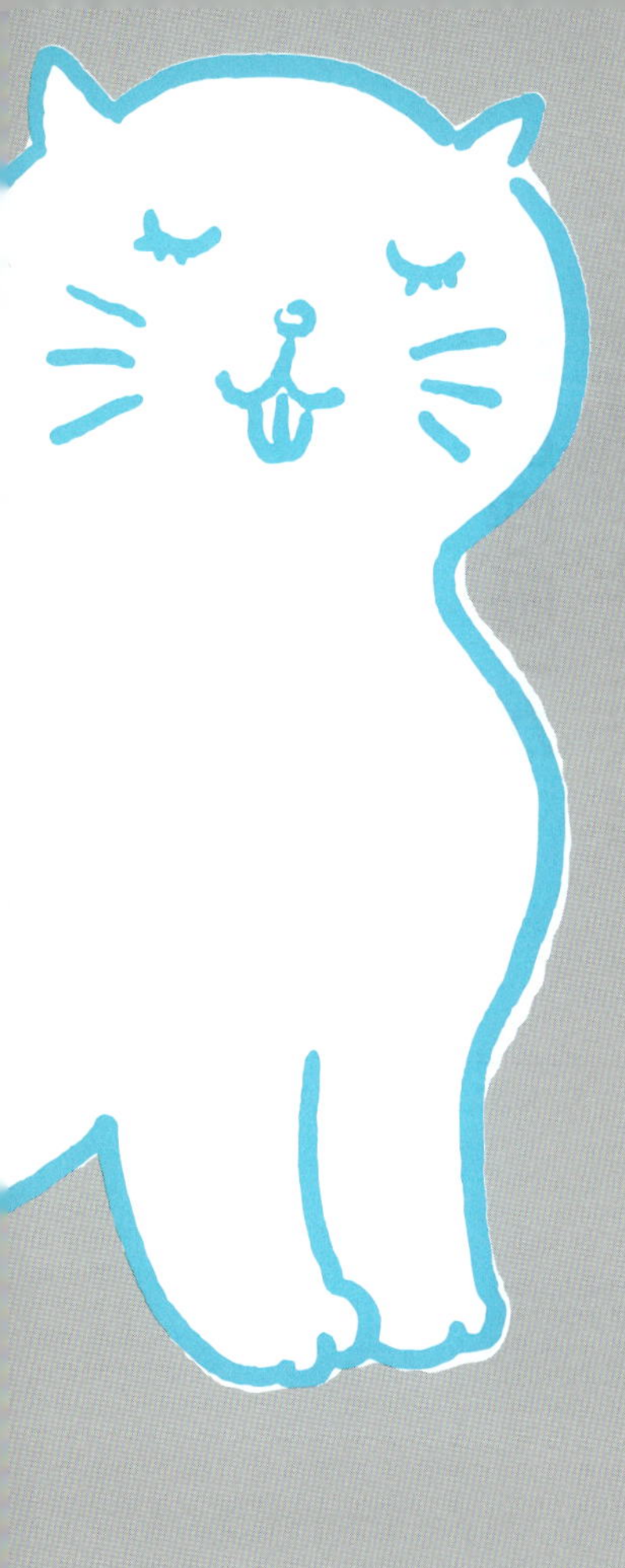

13

# 「阿吽（あうん）の呼吸」が最も望まれた状態

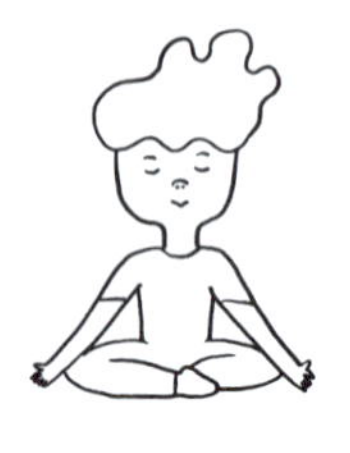

## 人と人は自然に通じ合うもの

「むかしからわが国では、〝気は心〟といわれ、それかあらぬか「息」の漢字が「自らの心」となっている。呼吸が心情の表現であるのは西洋とても同じで、要するに〝気が合う〟のは〝心が通う〟以外の何物でもないのであろう。人と人との交流それは、心と心のふれあい以外の何物でもない。ここで要求されるのは、文字どおり「間ごころ」だけなのである」
(『海・呼吸・古代形象』三木成夫著、うぶすな書院より)

この文章は、「人間の呼吸（いき）」という項目の一部です。
三木先生の文章はスーッと入ってきます。とても気に入ってます。

「間（ま）」は「間（げん）」です。

「人間」という字は人と人が支え合い、

間ごころが通じ合うことを表してます。
間ごころは、「真心」です。

「気が合い」「間が合い」そして「息が合う」。
この息のことを「阿吽の呼吸」と僕は呼んでます。

梵語（サンスクリット語）では阿は口を開いて発する音、
吽は口を閉じて発する音です。

つまり阿は、息を吐く「呼気」であり、
吽は、息を吸う「吸気」のことです。
「阿吽の呼吸」は心と心が自然に通じ合うことです。

# おしどり夫婦

男と女の関係において好き同志だと
気持ちが通じ合い、息もぴったり合います。
生きる力が満ち溢れてます。
結婚して子どもを産み、歳を重ねます。

息が合い、気持ちが通じ合う夫婦は人生を楽しく生きます。
夫婦は、相手を信頼、尊敬するエネルギーが
自然に養われていきます。

男は妻と子どものために命を懸けて働き、家族を養い守るのです。
女は、どこまでも夫についていく、
何があってもくじけない力を持つようになるんです。

どんなに苦しいことでも乗り越えていきます。
おしどり夫婦は一心同体です。
……これが阿吽の力ですね。

きらいになったら心が通わなくなります。
何かにつけて食い違いが生じて衝突です……喧嘩です。

心が通じていませんからね。
女は「もうイヤ」、男は「ばかやろー」
……理屈もへったくれもない。

阿吽の呼吸は、息の合った「おしどり」のことです。
おしどりをめざしたいですね。

# LESSON

## 夫婦の仲が良くなる呼吸法

①息を吐いたあと
に向かいあって
座り、相手の
ひざのあたりを
タッチする
②相手の目を
じっと見る。
2人で見つめあう
出会った頃のトキメキを

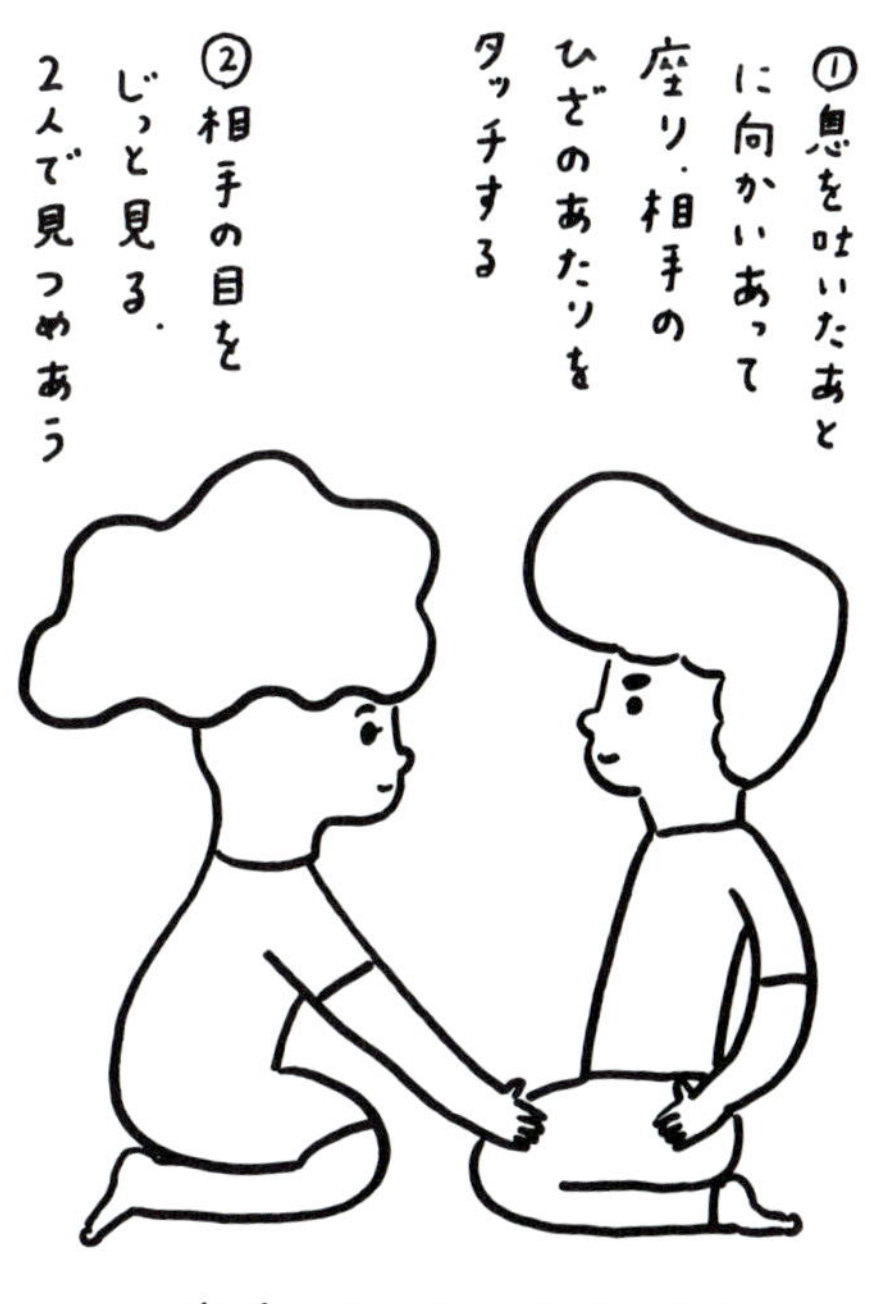

## MEMO

初めて会った頃を思い出しながら……

14

# 人間関係の根本は「両親との関係」にある

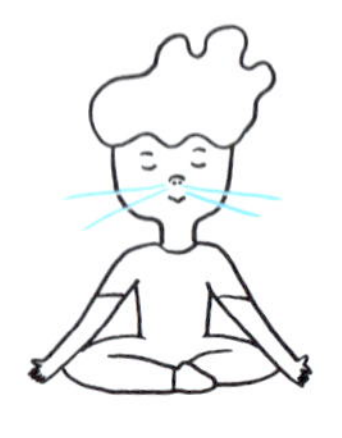

## 子は、親を選んで生まれてくる

人はみんなお父さんとお母さんを選んで生まれてきます。
両親が勝手にあなたを作ったのではないのです。
ここのところはすごく大切なところです。

もう一度いいますよ。

あなたが、お父さんとお母さんの家で
修業をすると決めて生まれてきました。
あの世で決めてきたにもかかわらず、
実際に住んでみると違うと感じる人がいます。

こんなお父さんきらい。
お母さん大きらい。

お父さんが暴力を振るいます。あなたは恐怖で戦（おのの）きます。
暴力を受けるたびに、
心が萎縮して心に大きな痛手を受けます。

## 子どものころの刺

40代の女性から、こんな話を聞きました。

「12歳のとき、お父さんが突然失踪していなくなり、
半年後、知らない男の人がきていっしょに暮らすことになりました。
お母さんの二度目の結婚です。
私は新しいお父さんとなじめませんでした。
本当のお父さんはどこに行ったのかわかりません。

お父さんを憎みうらみます」

あなたは共感しますか?

僕も似たような体験があります。
運よく父と母がよりを戻したので刺は取れましたけど……。
正直トラウマになってました。

〝暴力〟も〝失踪〟も子どもの心にぐさりとささった痛い痛い刺です。
刺がささった状態で生きるとさらに刺は心の中に食い込んでいきます。

そのまま大人になると
お父さん、お母さんと同じことを繰り返します。
やがてにっちもさっちもいかなくなるんです。

両親は、自ら犠牲になってあなたに気づかせてくれているのです。
わが子に幸せになってほしいからです。
両親の愛情の証です。

1回こっきりの人生、
生かすも殺すも、息の吐き方で決まるようです。

息を吐いて吐いて、
吐いて吐いて、
吐き続けたとき、
ある日突然ささった刺が抜けるようですよ。

……お釈迦様はそういってます。

# LESSON

## 父親・母親を許す呼吸法

①にごった水(コーヒー)と透明な水を用意する
②息を吐いたあと「私は透明です」という
③息を吐いたあと「私はお母さんを選んで生まれてきた」という


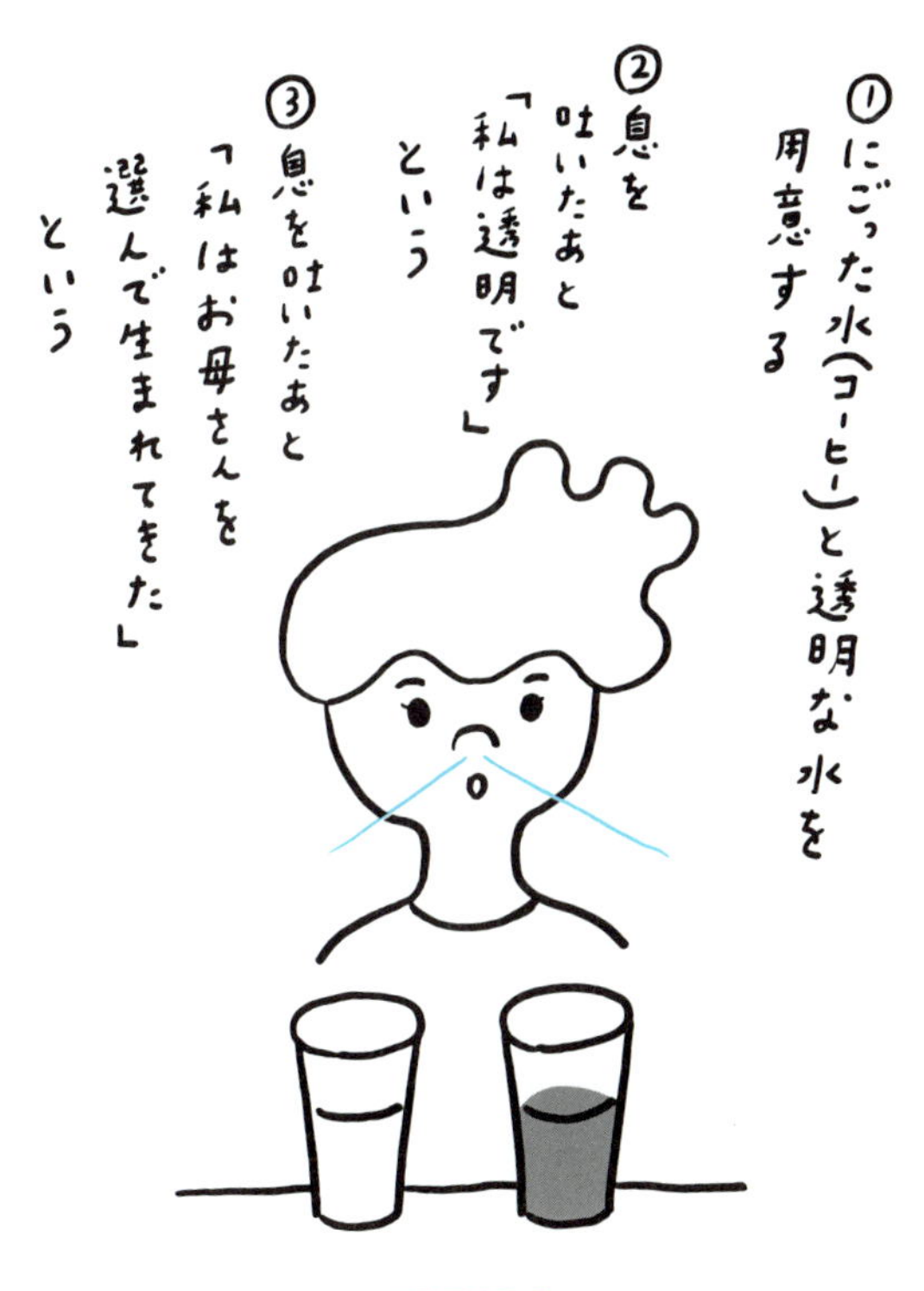

## MEMO

透明な水はあなたの「良心」。にごった水はあなたの中の「悪魔」

# 15

# 吸ってばかりいると
# 人が離れていく

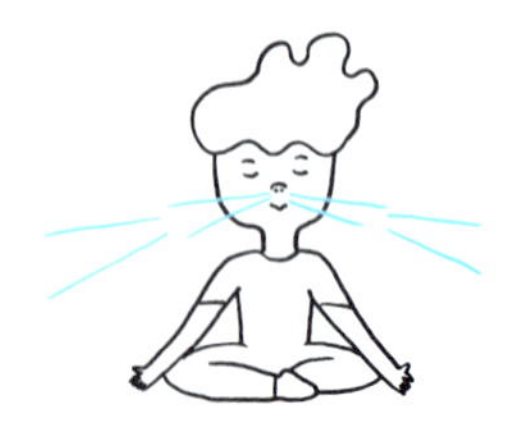

## 吸いすぎると「胸が詰まった状態」になる

呼吸のしかたはその人の心の状態を表しているといいました。
気持ちが萎縮している人は、息を胸いっぱい吸いたがります。

そうすると、さらに胸が重くなり心が冷たくなるんです。
心が冷たいと、攻撃的になったり、沈んだり、感情の起伏が激しくなります。そして感情のコントロールが難しくなるんです。胸が柔軟性を失い、詰まった状態です。

胸が詰まると人と会話するのが怖くなるんです。
ひどくなると人はみんなお化けに見えてくるんです。
本当は自分がお化けなのに……人と距離を置きたくなり、自分から離れていきます。
もちろんお友達も離れていきますよ、だってお化けだもん（笑）。

## 「足りることを知る」

欲の深い人が、さらに「欲」「欲」でかたまると「強欲」になります。

強欲とは、むさぼって飽きることを知らない欲の心です。これは、前世から引きずってるカルマのひとつなんです。

表面的にはとてもおとなしいのに、衣装になるとあれもこれも買いあさる人、いますよね。洋服をいっぱい持ってる人、靴を何百足も買った人、バッグを何十個も持ってる人……。

多くはいりません。お釈迦様は「足りることを知りなさい」といってます。

# LESSON

## 「衝動買い」をおさめる呼吸法

フ～～
①買いたいものがあったら
少し離れてながめる
②静かに3回
息を吐いて
心を落ちつける


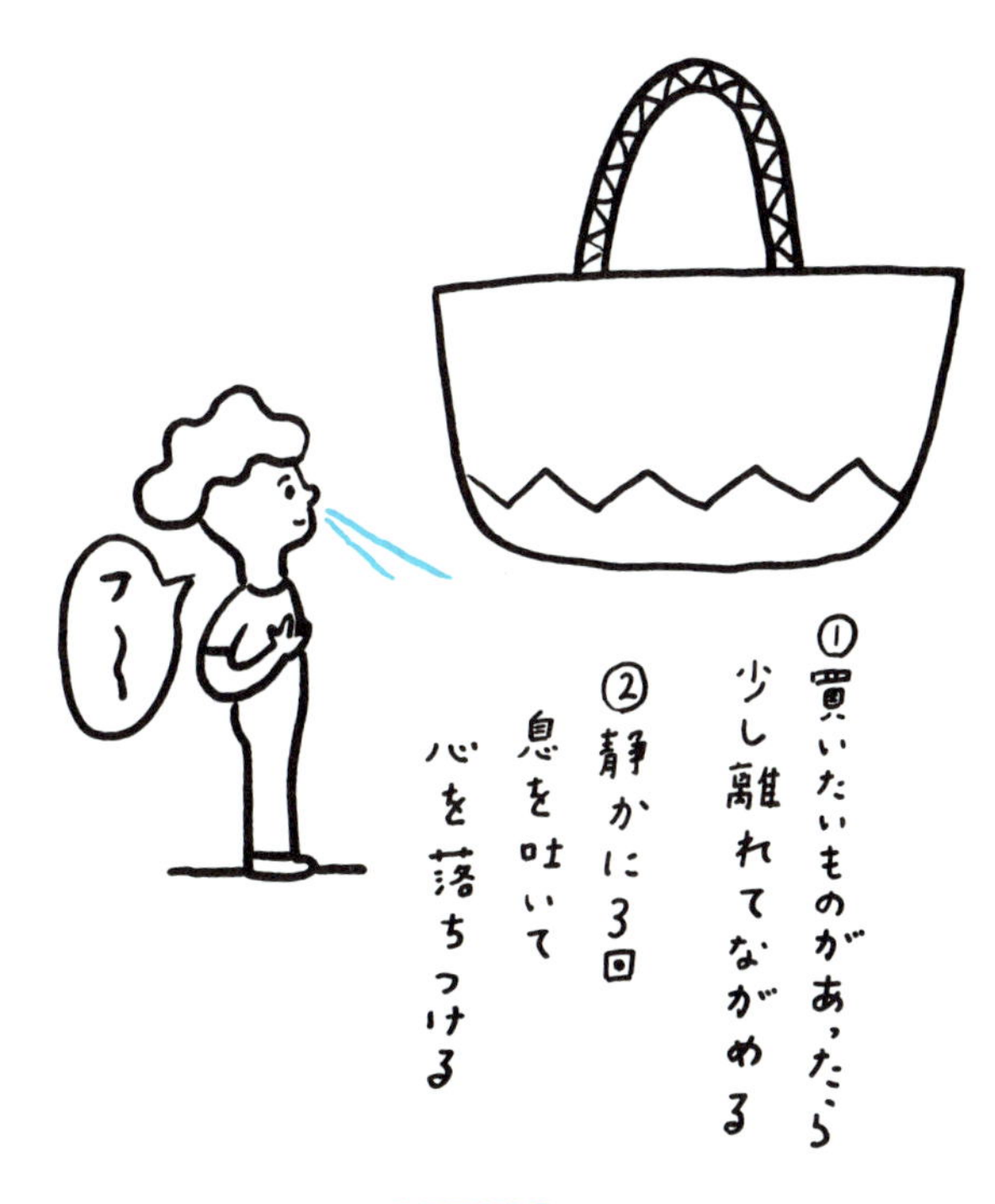

## MEMO

お腹に意識を。重心を下げると衝動がおさまる

# 16

# 吐くのが好きな人は、心が温かい

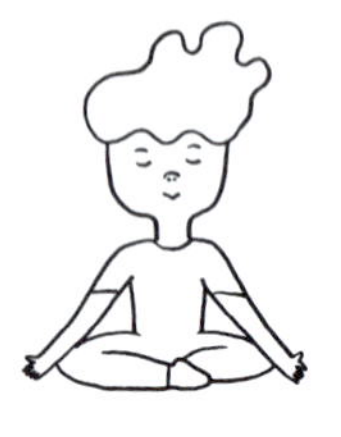

## 交感神経と副交感神経

自律神経には、交感神経と副交感神経があります。
活動・緊張・ストレスに関係するのが「交感神経」、
体の回復・休息・リラックスに関係するのが「副交感神経」です。

吐いてから吸う呼吸法は、自律神経が喜びます。
そうすると、交感神経と副交感神経の双方がうまくつりあい、
全体が整ってくるんです。

口は胃を支え胃は腸を支え腸は全身を支えます。
このような状態を調和するといいます。

調和の「和」は、
みんなが輪になって手をつないでる状態です。

「輪」の波動が和です、和は仲良くするということです。

仲良しの子どもたちは気持ちが和み、
心がおだやかになります。
おだやかな心には温もりがあるんです。
温もりは温かい心のことです。

心が温かい人は、他人と衝突しないです。
温かい心の人には、温かい人が寄ってきます。
温かい心の人は、冷たい心の人を支えます。

当たり前のことです。

# LESSON

## 苦手な人とも打ち解けられる呼吸法

①息を吐きながら「心の手」を相手の手に乗せる
②そのまま呼吸を1分間続ける
心の手
なるほど～

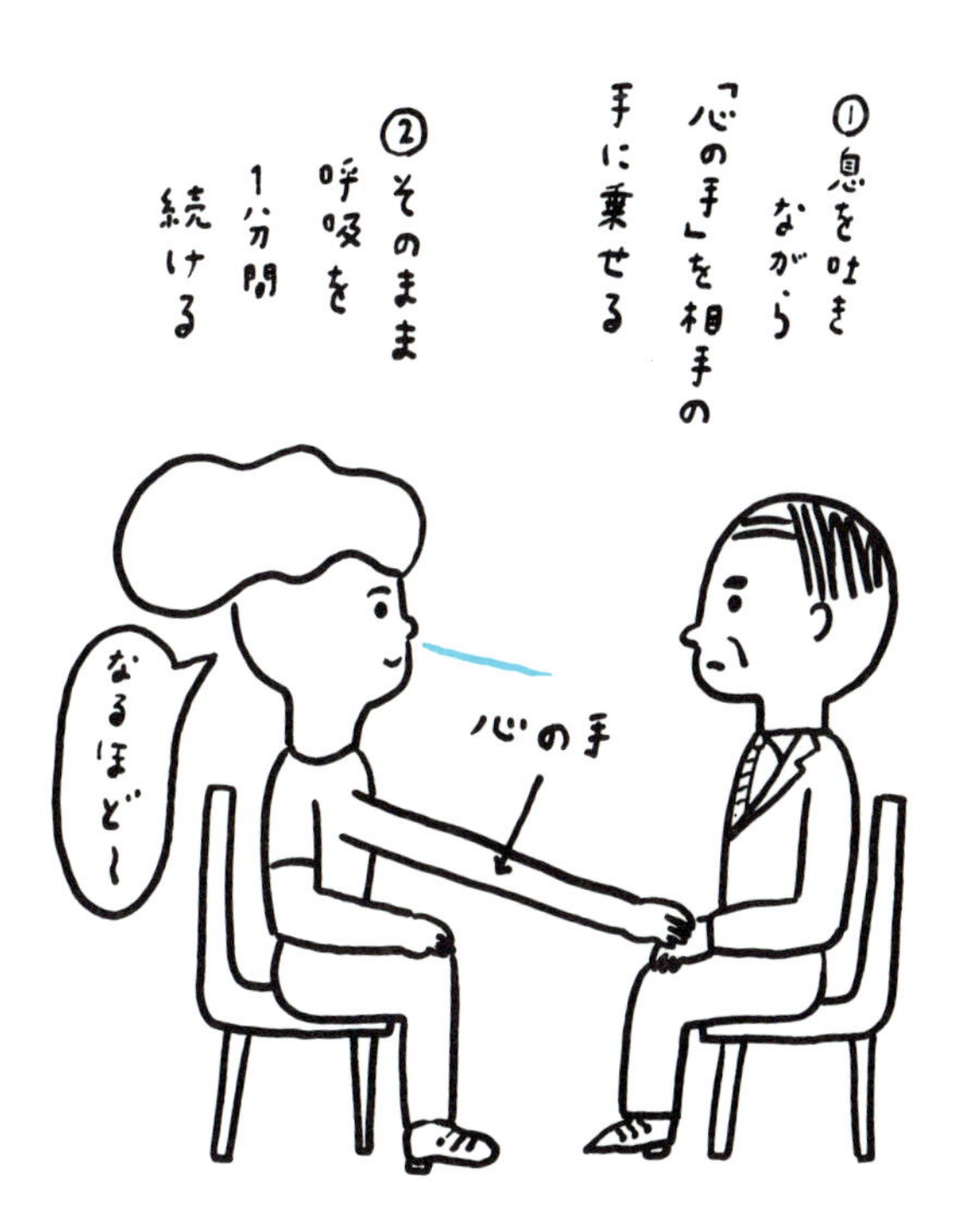

## MEMO

1分で打ち解けられないときは、3分間続ける

17

# 吐くと心が空っぽになり、「悟り人」になる

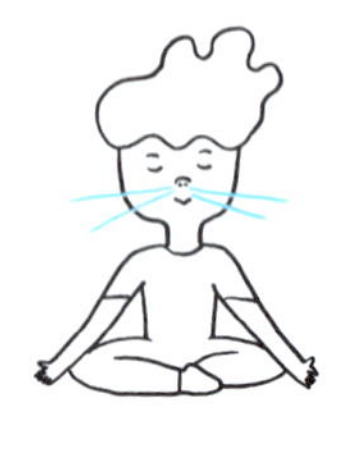

## あるお坊さんとの呼吸レッスン

お坊さんの目指すところは、「悟り」の世界です。
以前、お坊さんを教える機会がありました。

呼吸のことはよくご存じと思ったんです。
ところがびっくり……最初、息が吐けなかったんです。

お坊さんは病気でした。
体を患って息を意識することができなかったのです。
病気のため、生きる気力が萎えた状態だったのです。
できれば体は病んでも心は病まないというのが理想です。

驚いたやら、たまげたやら、呆れたやらで
一瞬ガクッときましたが、そこはお坊さんです。

「お腹で吐いてください」といったら、
素直にお腹で気持ちよく息を吐いてくれました。

さすがです。
すぐコツを覚えて1週間練習しただけで、
呼吸が板についてきました。
するとどうです、悟りらしき空気が出てきました。

ここでいう「悟り」は、日常生活の行為のことです。
悟りは人生が楽しいこと、喜びのある生活のことです。
他人が喜ぶことをして、喜んでる姿を見て自分も喜ぶ。
いい感じでしょ……。

# LESSON

## 日常生活でできる修行

①嫌な上司に
怒られたら
滝に打たれて
いる自分を想像
して呼吸する
②息を
吐きながら
「ありがとう
ございます」
と声に出す
コラァッ！

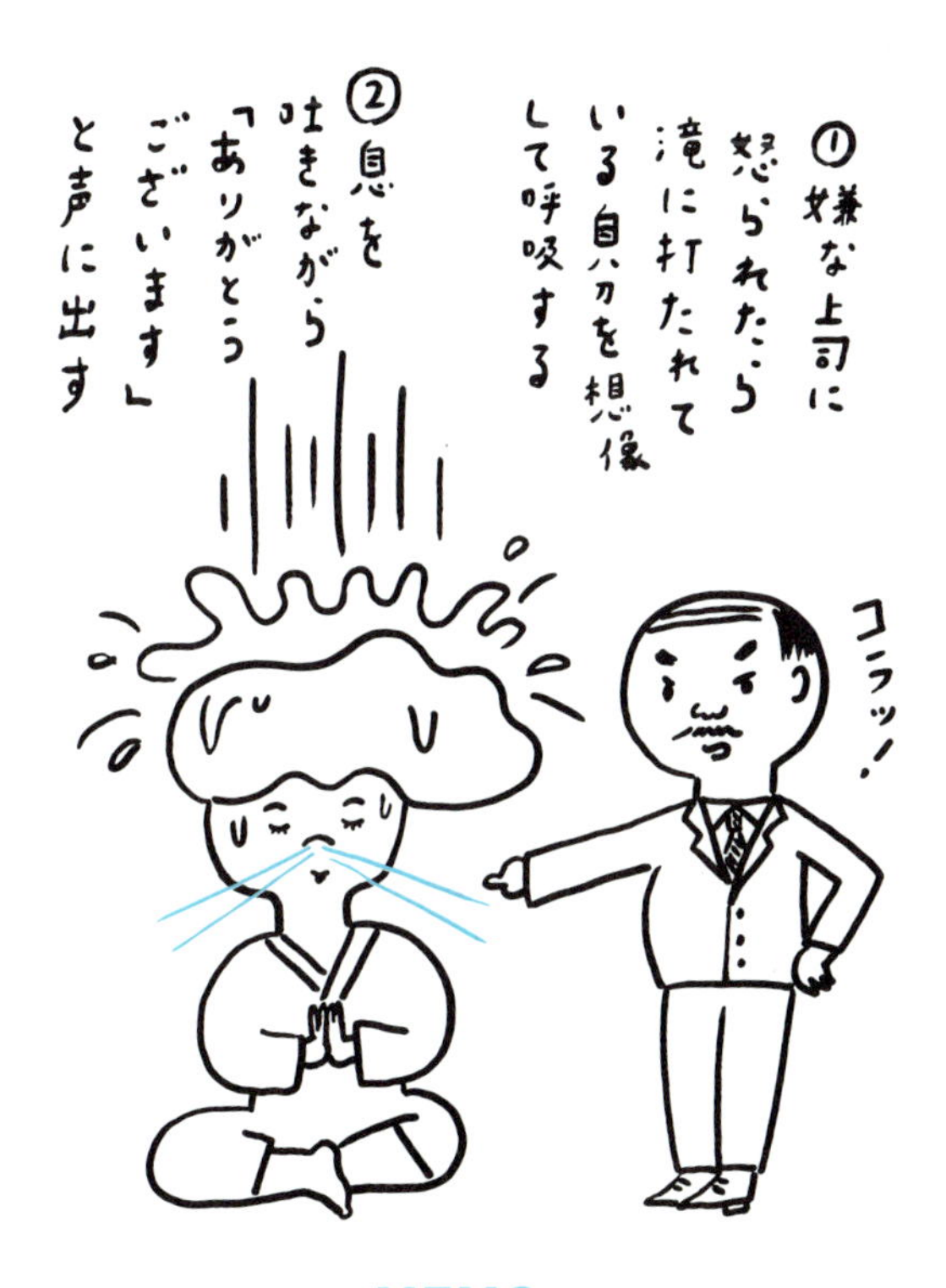

## MEMO

最初の1歩が大事。勇気を持ってやってみよう

18

# しつこい「怒り」「嫉妬」を手放す

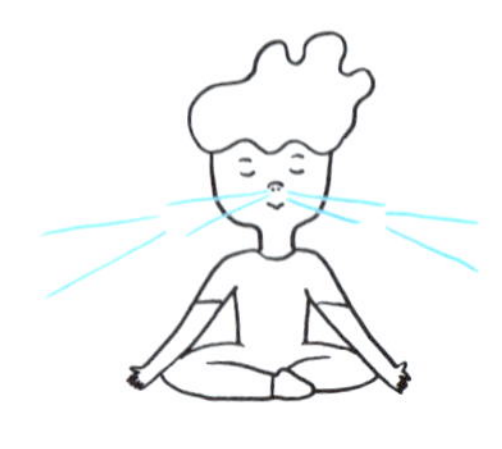

## 一生かけて手放す

「怒り」や「嫉妬」を手放すのは極めて難しいです。

しつこい、くどい、うるさくつきまとう、執念深い。
どうです？　こういう人がいると大変でしょ、そういうことです。
1日や1週間ではできません。

辛抱強くやるんですよ、死ぬまでやってやっとよくなるところです。
覚悟が必要です、決意も必要です。一生をかけてやりましょ。

## 災いは「口」から

怒りは毒です、毒は毒口の略です。

悪口は人の心を傷つけます……わざわいです。
嫉妬も毒です。
多くいうまでもありませんね、ねたむ、そねむ、うらむ、憎むこと。
心のヘドロです。

毒出しは、「気持ちよく」息を吐くことが肝要です。

「ゆっくり」です、「ていねい」にです。

心の中の汚れを取るには、
口をふさいで、鼻で息をすることです。

三猿（さんえん）――「見ざる、聞かざる、言わざる」の〝言わざる〟を実行することです。

# LESSON

## 怒りをしずめる呼吸法

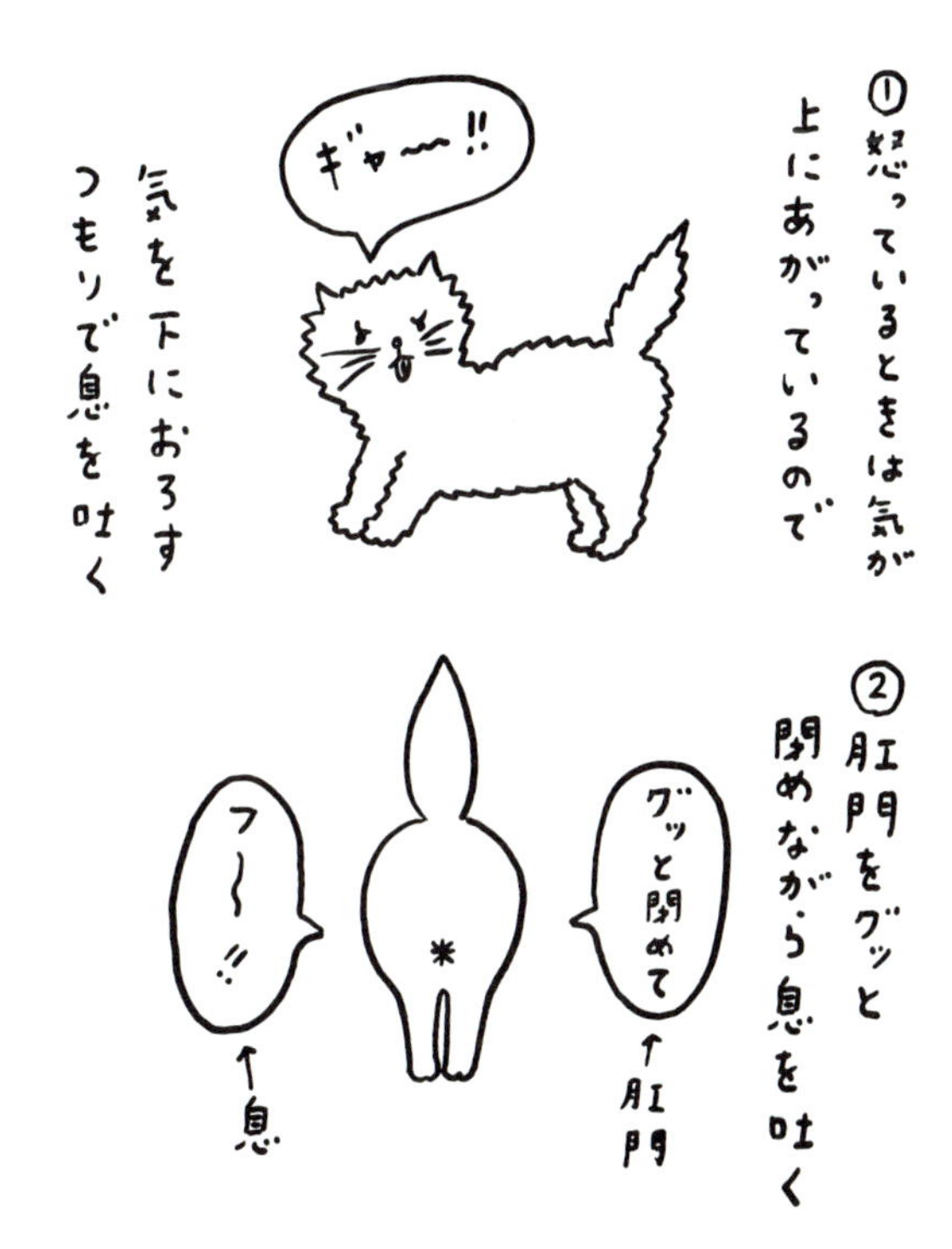


## MEMO

僕も昔はすぐカッとなって「瞬間湯沸かし器」といわれてましたが、
今は「仙人」といわれてます（笑）

19

# 会議の儀式「パッ…パッ…パッ…」

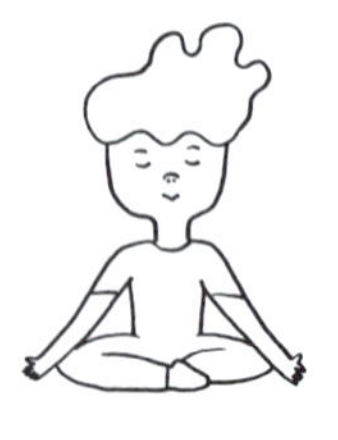

## 会議室を息で満たす

仕事で大事なことを
打ち合わせするときにする儀式を教えます。
年度の始めと終わりに、上司と個人面談をするときには
特に使えますよ。

上司がくる前に会議室に入って待ちます。
そのときにやる行為です。
部屋に入ったら、吐く息を右手でつかんで、
パッ…パッ…パッ…と部屋の中に放り投げるんです。
一発目、息を右手の中に吐きます。
右手の中にいっぱいになった息を右側に向けてパッと投げます。

二発目、息を右手の中に吐きます。
右手にたまった息を左側にパッと投げます。
三発目、息を右手の中に吐きます。
溜まった息を正面にむけてパッと投げます。

自分の息を使って部屋の中を浄化し、自分の空気で満たします。
自分と一心同体になった部屋は、自分の都合のいいように働いちゃうんです。
目をつむってやると、効果は１０００倍です（笑）

注意
会議中に立ち上がって、パッ…パッ…パッ…とやらないこと。
何やってんだって……怒られるからね。

# LESSON

## 息で部屋を浄化する

①自分の思いを
吐く息にのせて
手の平に入れる
うまく
いきます
ように
パ〜
②その息を部屋の中に
パッと放りなげる
パッ

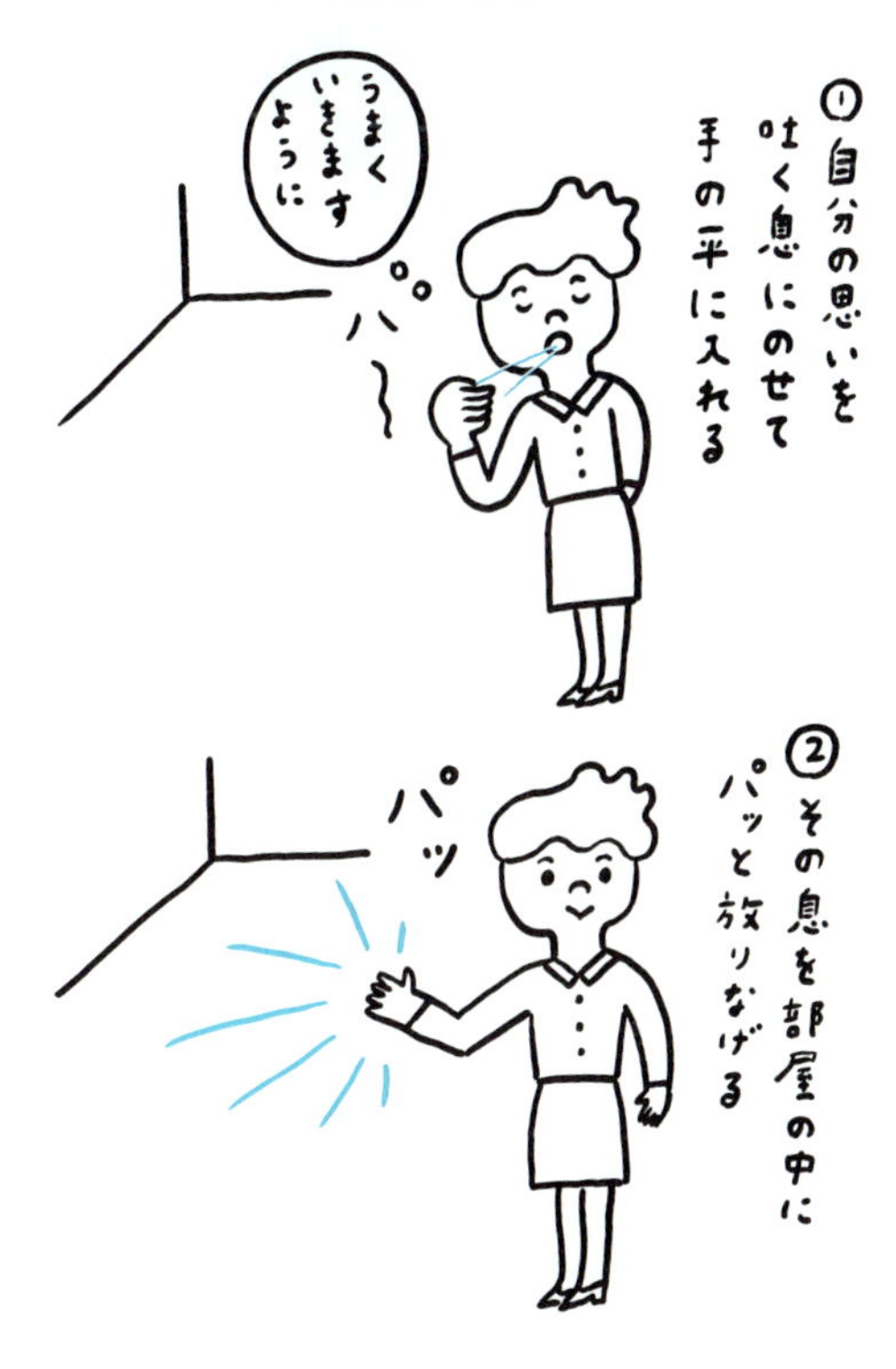

## MEMO

3回繰り返してね

ちょっとひと息

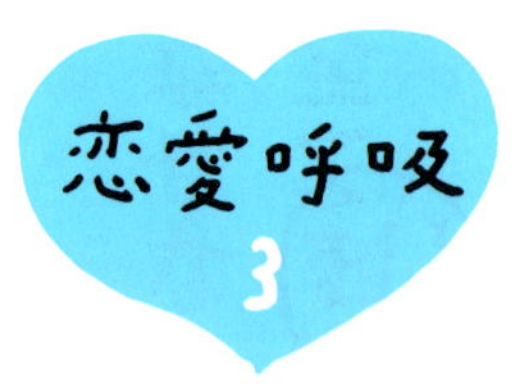


# 「冷え」をとる呼吸法

女の人は「冷え」の人が多いですよね。
これは健康にもよくないし、仕事にも恋愛にもよくないです。
特に下半身が冷えていると、血のめぐりが悪く、
心が安定しない状態になってしまうからね。
解決策は簡単。湯たんぽをやってみてください。

1
生のあずきを
布の袋に入れて
レンジで
2〜3分
あたためる
ポカポカあずきたんぽ

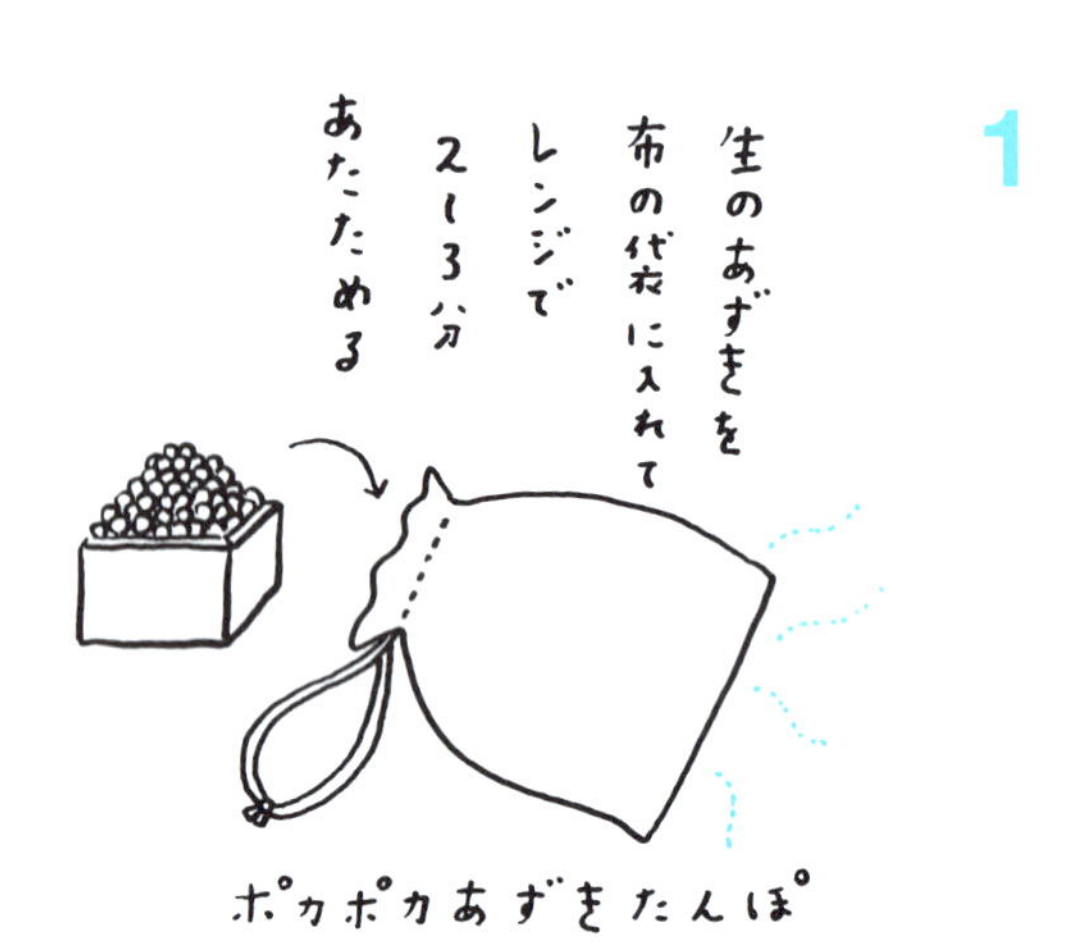

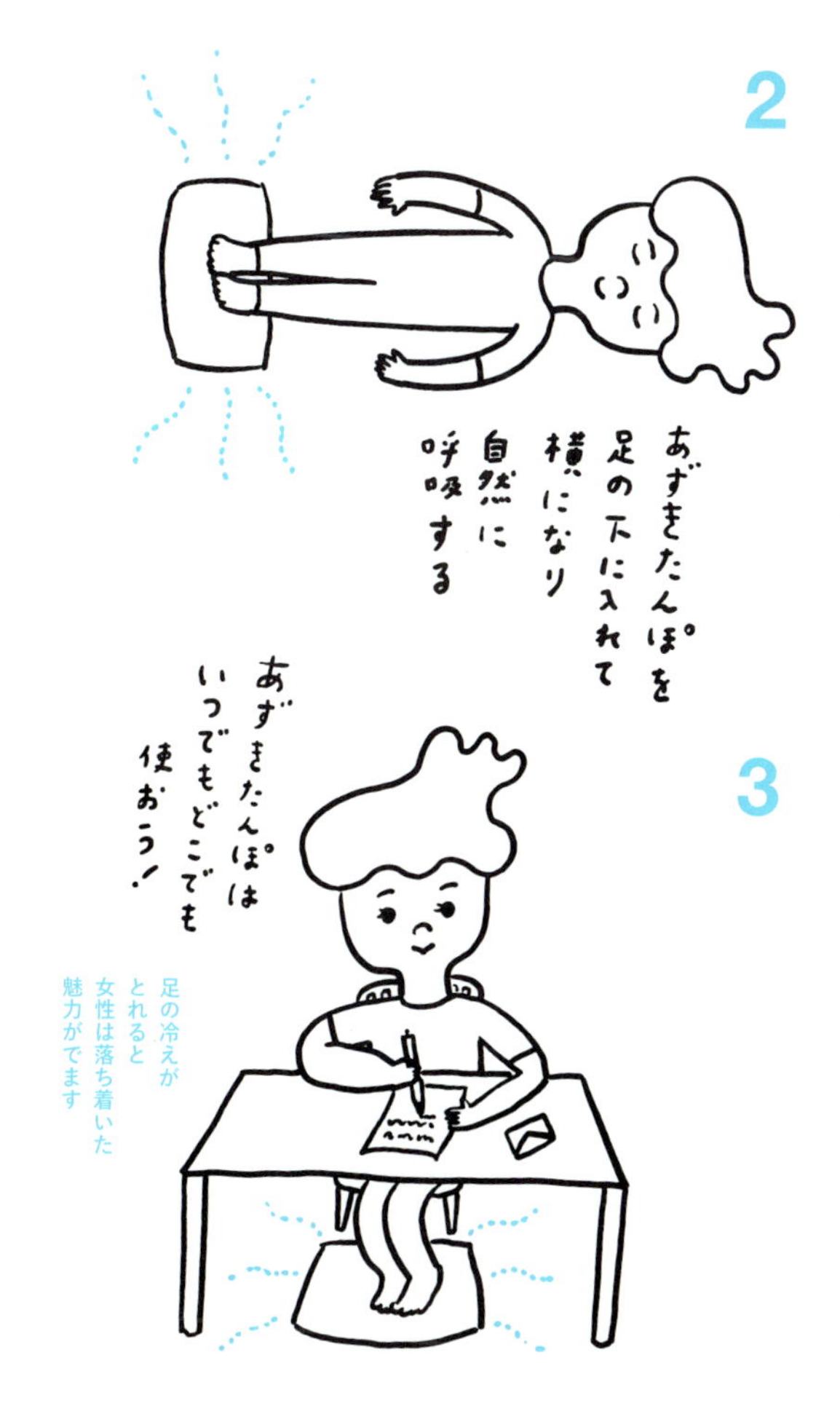
2
あずきたんぽを
足の下に入れて
横になり
自然に
呼吸する
3
あずきたんぽは
いつでもどこでも
使おう!
足の冷えが
とれると
女性は落ち着いた
魅力がでます

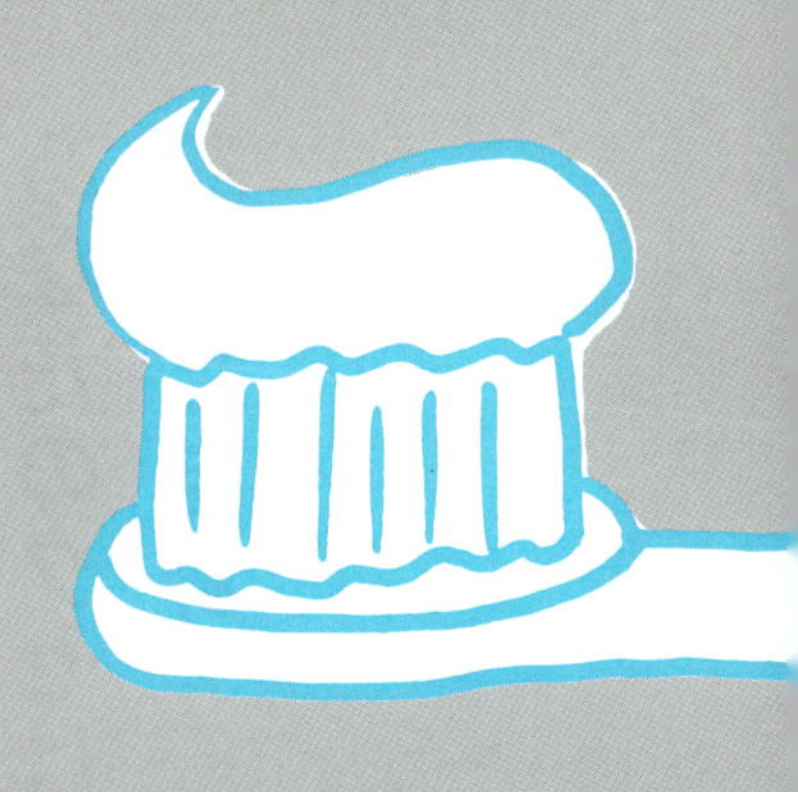

第4章

# 呼吸とクセ

## いい呼吸を習慣にする方法

# 20

# あなたのクセは、あなた自身

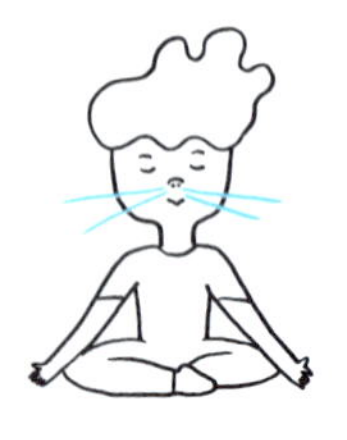

## クセの3つの定義

加藤メソッドではクセをつぎのように定義します。

①クセは意識しなくても自然にやってる
②クセは常に同じことを繰り返す
③クセは心の潜在意識が勝手にする

〈特徴〉
①もとに戻しにくい
②かたよった嗜好

毎日食べる食事はいつも何を食べてますか?
お肉が好きな人はお肉が主になりますね、
お金に余裕がある人は、松阪牛の霜降りのところをよく食べます。

お寿司が好きな人は、よくお寿司を食べに行きます。
昔の話ですけど、
きんさんぎんさんと会ったことがあります。

白髪が黒くなった理由を聞きに行ったとき、
「食べ物は何が好きですか」と聞いたら、
きんさんは赤身のマグロ、ぎんさんは白身といっていました。

お礼に沼津の魚河岸で、赤身のいいところ1万円、
白身のさかな1万円を買って持っていきました。
「毎日食べます」といってました。

好きなものはいつも食べるよね。
嫌いなものにはいっさい箸をつけない人いるでしょ……
僕はサトイモはいっさい食べないです……悪いクセです。

会議中に何かにつけて難癖つける人がいるでしょ、
自分のいうことが通らないと、カッカする人いません？

瞬間湯沸かし器に似た人
いつもブスッとしてる人
いい年して髪の毛をいじる人
何かにつけて右手で前髪をくるくるとする人
みんな悪いクセです。

あなたは右利きですか？
あなたは左利きですか？

ご飯を食べるとき、右手で箸を持って食べる人は右利きです、
左手でナイフを持ち、右手でフォークを持つ人は左利きです、

……たぶん合ってると思います。

毎日の生活の中で右利きの人は、右を主に使うようになったんです、親の遺伝……、
ひょっとしたら前世からのなごりかも？

さてと、……話はここからです。

## 自分に自分のことを問いかけてみる

あなたはあなたを知ってますか？
あなたはどちらさんですか？
あなたは何者ですか？
あなたの長所はなんですか？

あなたの短所は？
あなたは何ができますか？
と自分に問いかけてみてください。

自分に自分のことを問いかけたら何と返事が返ってきましたか？
返事が返ってこなかった人……これがあなたのクセです。

親から話しかけられても答えない……返事をしないよね。
学生のとき、先生に質問されて……黙ってたよね。
会社に入って上司から仕事を与えられても……はい、といえないよね。

これはみんなあなたの悪いクセです。
返事が返ってきた人は自分を誉めてあげましょう。

## 人は思うことしか起こらない

「わたしは空を飛ぶのが好きです。鳥を見てると自分がまるで飛んでるように思えます。大きくなったら飛行機のパイロットか宇宙飛行士になりたいです」

夢や希望が返ってきた人は、自分の望みが達成できるクセがすでにあなたの中に秘められてることを知ってます。

このクセはとても素晴らしいクセのひとつ、

人間は思うことしか起こらないという魔法の小槌です。

もっとも良いクセです。

あなたのクセはなんですか？

知ってください。

# LESSON

## いいたいことをいえない悪いクセを直す呼吸法

①フーッと息を吐き
仙骨を立てて
「よし！」と気合を
入れる
今日は残業しないぞ……
〜会社にて18:00〜
②そのままの勢いで
息を吐きながら
お先に失礼します！
と言って帰る

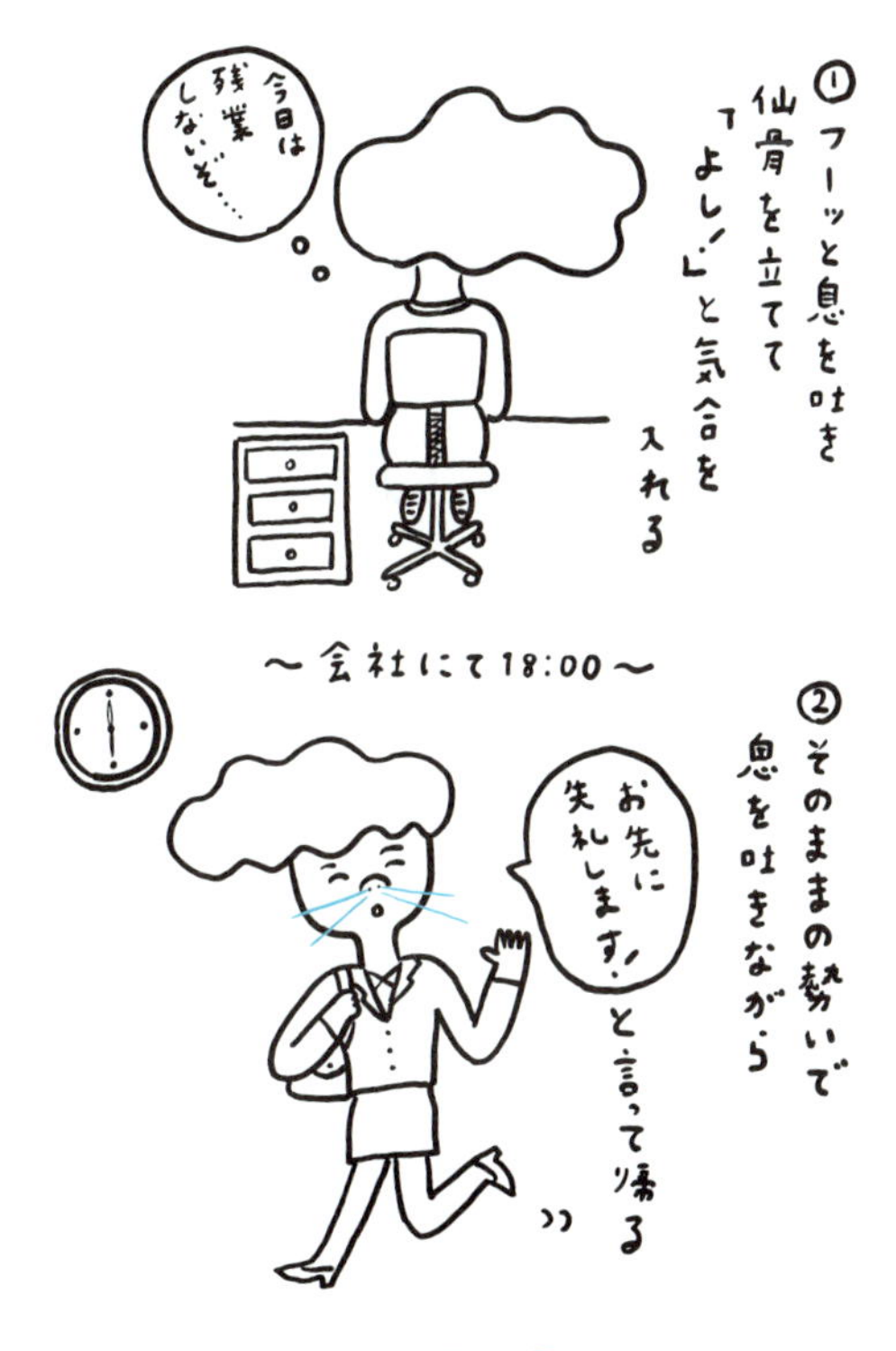

## MEMO

1回やってみると、2回目からはどんどん楽になるよ

21

# あなたのクセは呼吸に出る

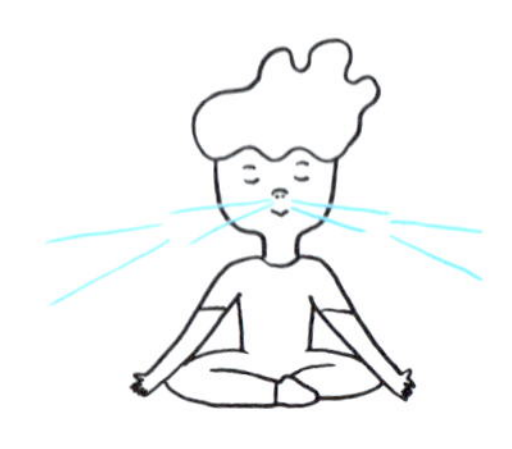

## 髪のクセは頭の中のクセ

クセはみなさんよくご存じですが、あえて念を押します。

漢字で書くと癖(くせ)です。

かたよった好み、または習慣……ある状態になってもとに戻しにくくなることです。


「髪のクセ」などは一度や二度経験があるよね。

寝グセで、朝起きたとき、髪の毛が逆立ちしてる……。

クセ毛もそうです。クセ毛なんかは生まれつきだからね……。

頭の中にクセがあるということです。


中学生のとき、「毎日遅刻してたら怠けグセがつくからな」

「宿題をやっていかなかったら大人になって怠けグセがつくよ」

と先生にいわれたでしょう。

クセという言葉には、欠点の意味がふくまれてます、
非難を浴びる立場なんです。
「悪いクセをなおす」というふうに使います。

## 心のクセは、たちが悪い

でも、この程度ならいいですよ、
あなたの心が悪いクセだと大変なんです。
いつも不安、何かにつけて心配する、何かあると泣く、
すぐ怒る、気に食わないと暴力を振るう……などなど。

このようなクセがある人は、息のしかたにクセがつくんです。
生まれたときは呼吸をしてたのに、

悪いクセがついたから呼吸ができなくなります。

吐くのが苦手になるんです。

クセはね、あなたの息のしかたに出てくるのです。
悪いクセは、悪い息のしかたです。
良いクセは、良い息のしかたです。

悪いクセの人は、ずっと悪いクセを続けてると病気になります。
悪いクセの人は、運気が悪いです、幸せにはなれません。
悪いクセを一生続けると、来世はもっと悪くなります。

## LESSON

良い呼吸を身につけるための工夫

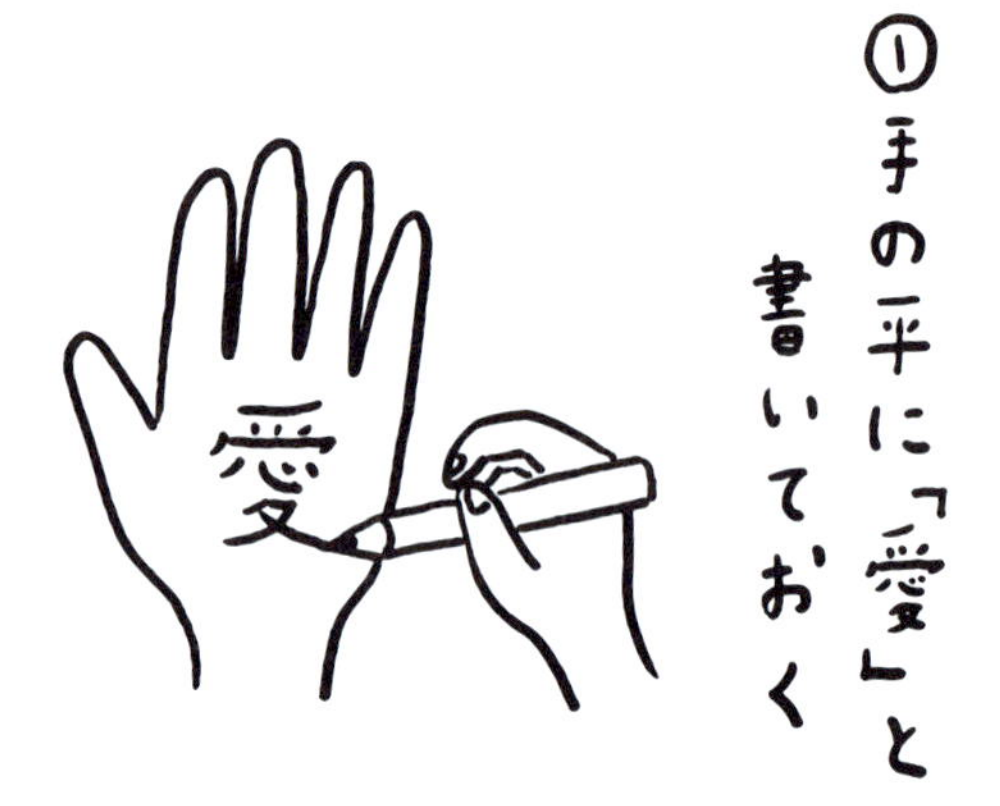


## MEMO

愛のエネルギーが手の平からも吸収される

②パンツに「丹田」シールをはる
丹田

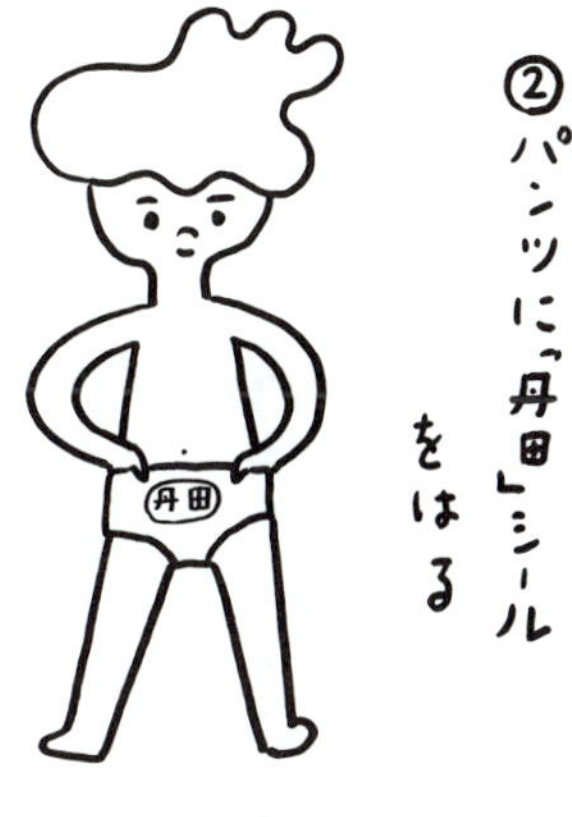

## MEMO

エネルギーが弱い人は赤いパンツをはくといいです

③肛門にパチンコ玉をはさむ
ニャ〜
パチンコ玉

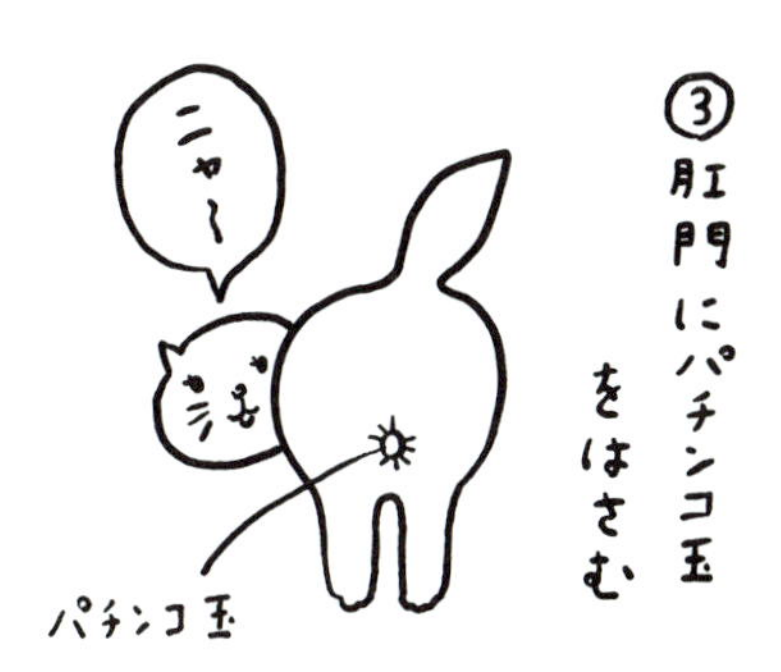

## MEMO

落とさないように歩くと自律神経が正常に

22

# みんな、赤ちゃんのころは
# ちゃんと「吐けて」いた

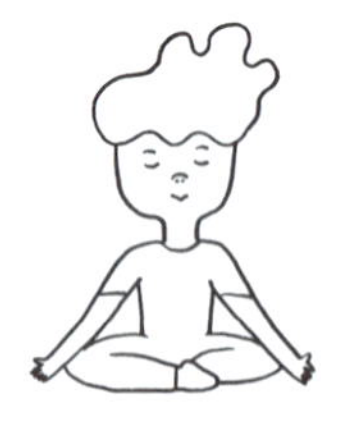

## 赤ちゃんは、全員同じ呼吸をしている

大きな声で泣く子は健康な赤ちゃんです。
元気な赤ちゃん、健康な赤ちゃんの息のしかたは吐いてから吸う呼吸です。
生まれたときはそういう呼吸をしてたのに、
何かの都合で息のしかたに変化が出たんです。

背が伸びたから？
体重が増えたから？
何かの都合とは、あなたの生育過程で起こったことです。

## 環境が悪いクセを作り出した

そう、悪いクセはすべて、あなたの生きてきた足跡なんですよ。

つまり、人との関わりと環境です。

〈人との関わり〉

①父親・母親

②学校生活での先生、友達

③職場での上司、部下、同僚

④異性

〈環境による影響〉

①家庭環境

②生活環境

③職場環境

人との関わりと環境が互いに入り混じって現在のあなたがいるわけです。

生きてはいますが、悪いクセがついたわけです。

# LESSON

## 赤ちゃんのころを思い出す呼吸法

赤ちゃんの写真を
見ながら、赤ちゃんに
なったつもりで呼吸する
写真はケータイの
画像でもよい

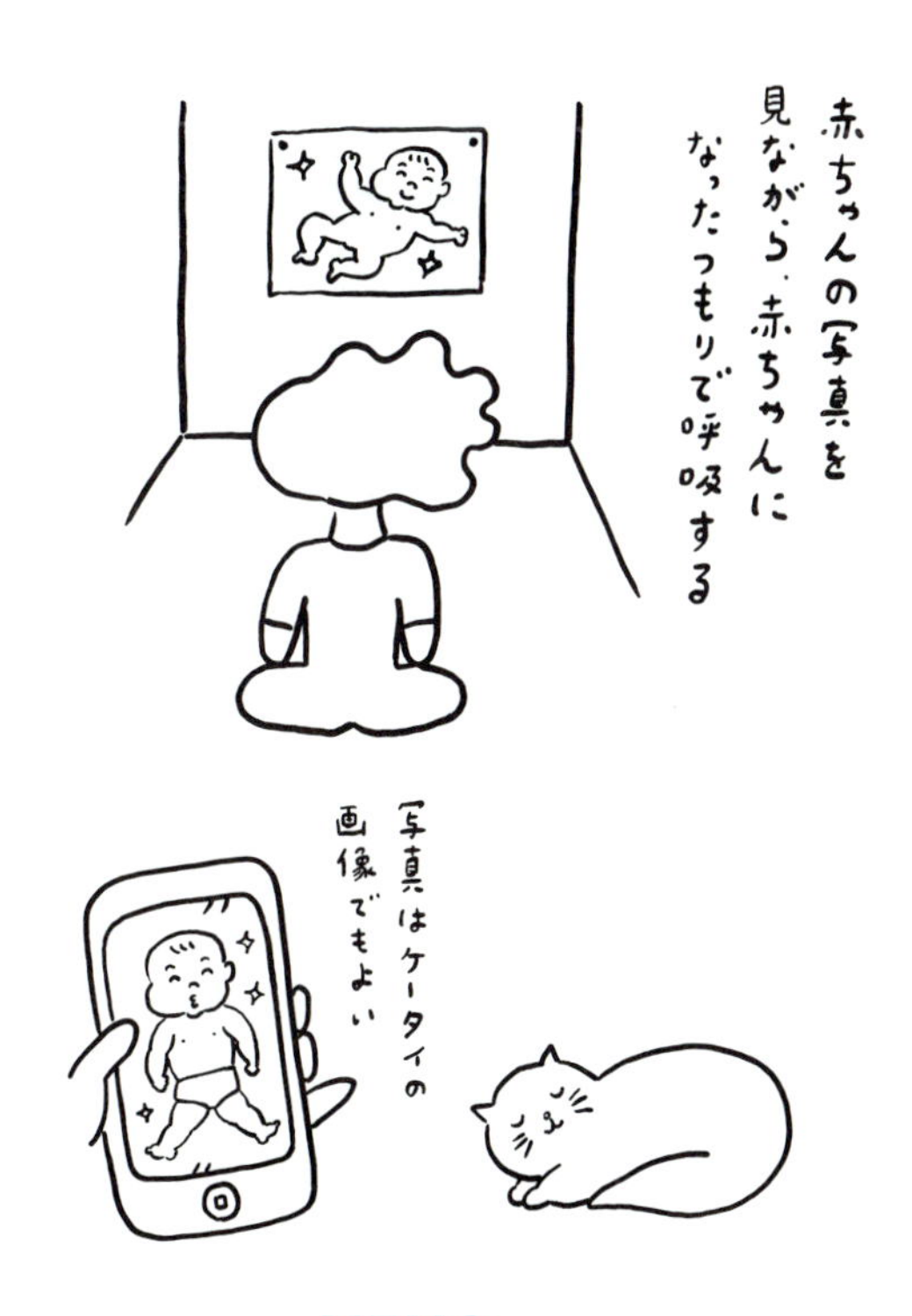

## MEMO

赤ちゃんの写真がないときは寝ている猫でもよい

23

# 悪い呼吸を変える1／2作戦

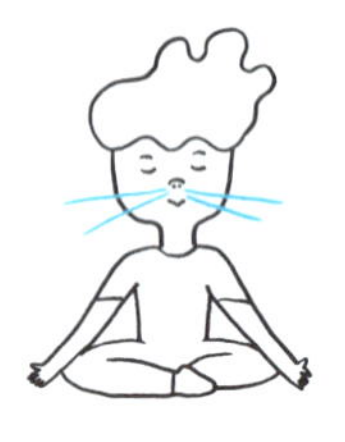

悪い呼吸の例

# 「ポコン」

正しい息のしかたは、スムースにお腹がへこんで、スムースにお腹が膨らみます。

ポコンは、スムースでなく一気にお腹が膨らむことをいいます。

息を吐き終えて切りかえたときにお腹がポコーンと戻る息のしかたの人です。

言い方を変えると、スムースに息を吐いた後、すぐ息を吸っちゃう。息を吸いたい人です。

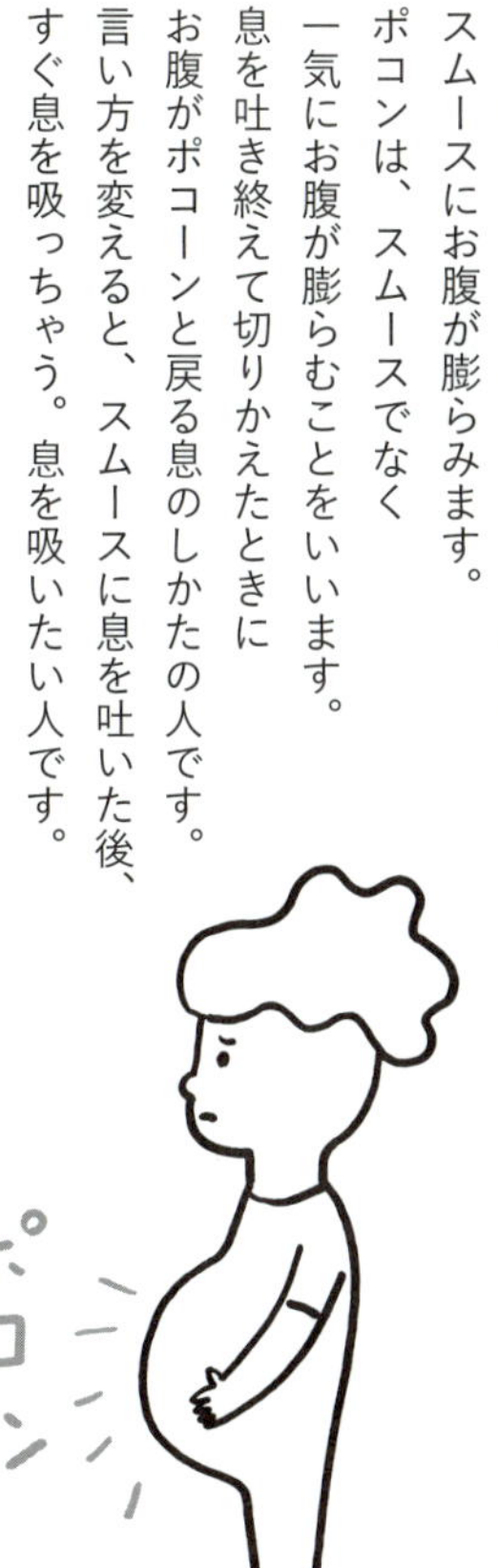

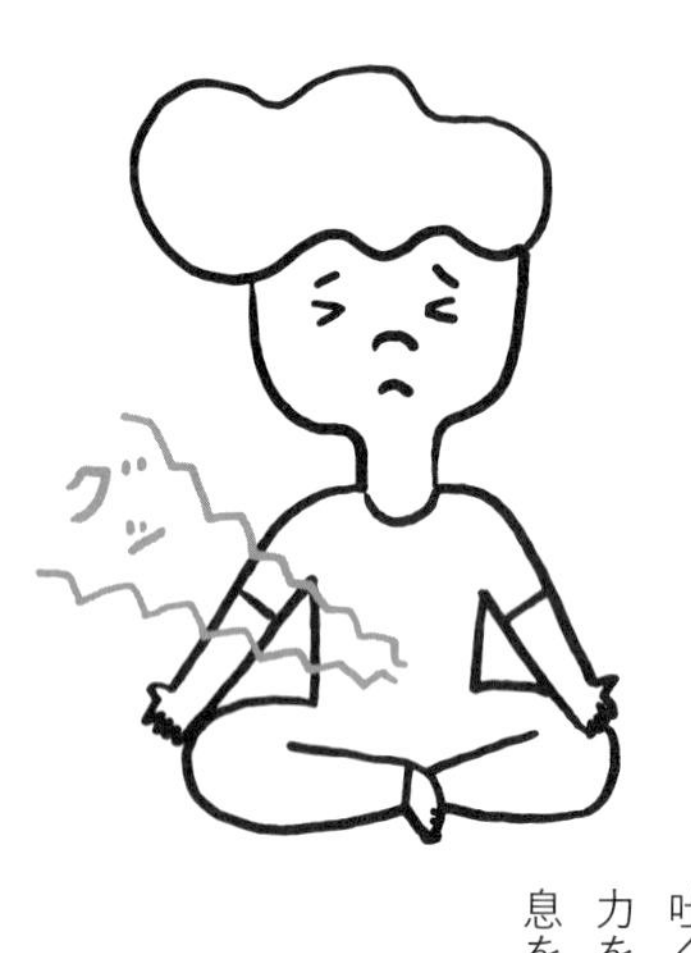


## 「グッ」

お腹がすいてるときになる「グー」ではありません。
スムースにお腹が動かなくて
一瞬ひっかかる状態のことを「グッ」といいます。
グッは、息を切りかえるときに
お腹がグッとなる人のことです。
吐くときにお腹をへこまして、力を抜く前になる人、
力を抜いた後になる人のことです。
息を吐き続けてる途中にはなりません。

## 「グッ、グッ」

グッ、グッは、グッが連続して起こる人です。
スムースに呼吸ができないのは、
深く息を吐こうとしすぎるからです。
これがさらに行きすぎると「酸欠」になります。

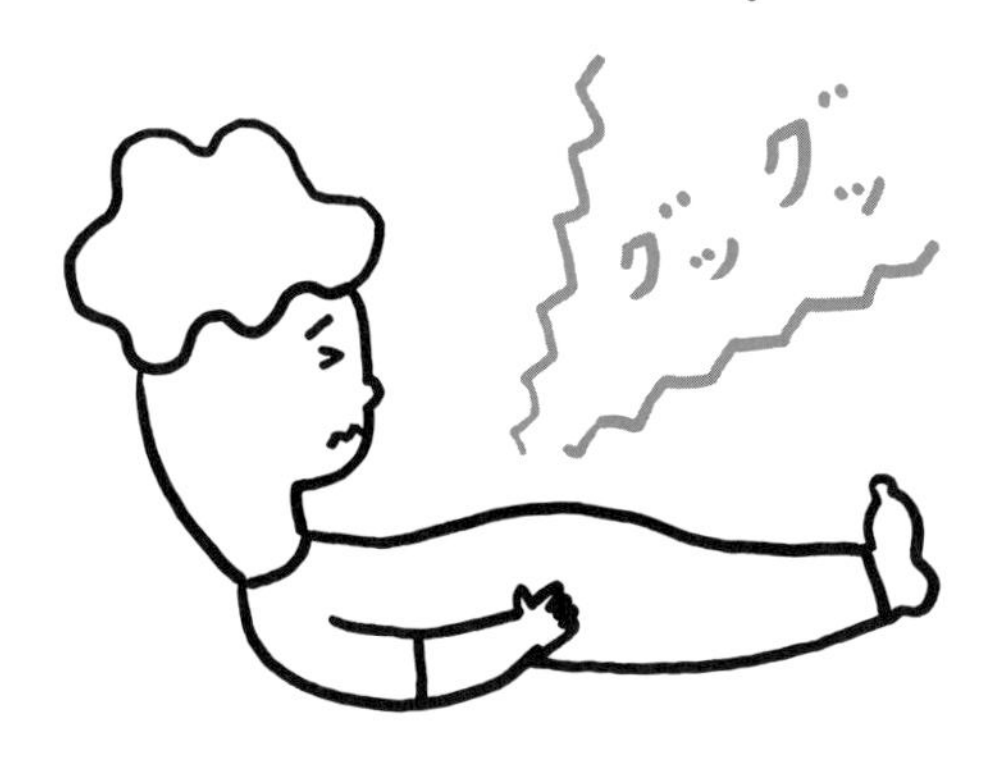

# 1／2作戦

吐くが「1」吸うを「1」とします。
吐くときに「1」から「1／2」にします。
吸うときも「1」から「1／2」です。
もとが1です、1から1／2にする考え方です。
1／2にしても息のしかたがスムースにならなかったら、
また、1／2にします。スムースになるまで続けます。
必ずスムースになります。

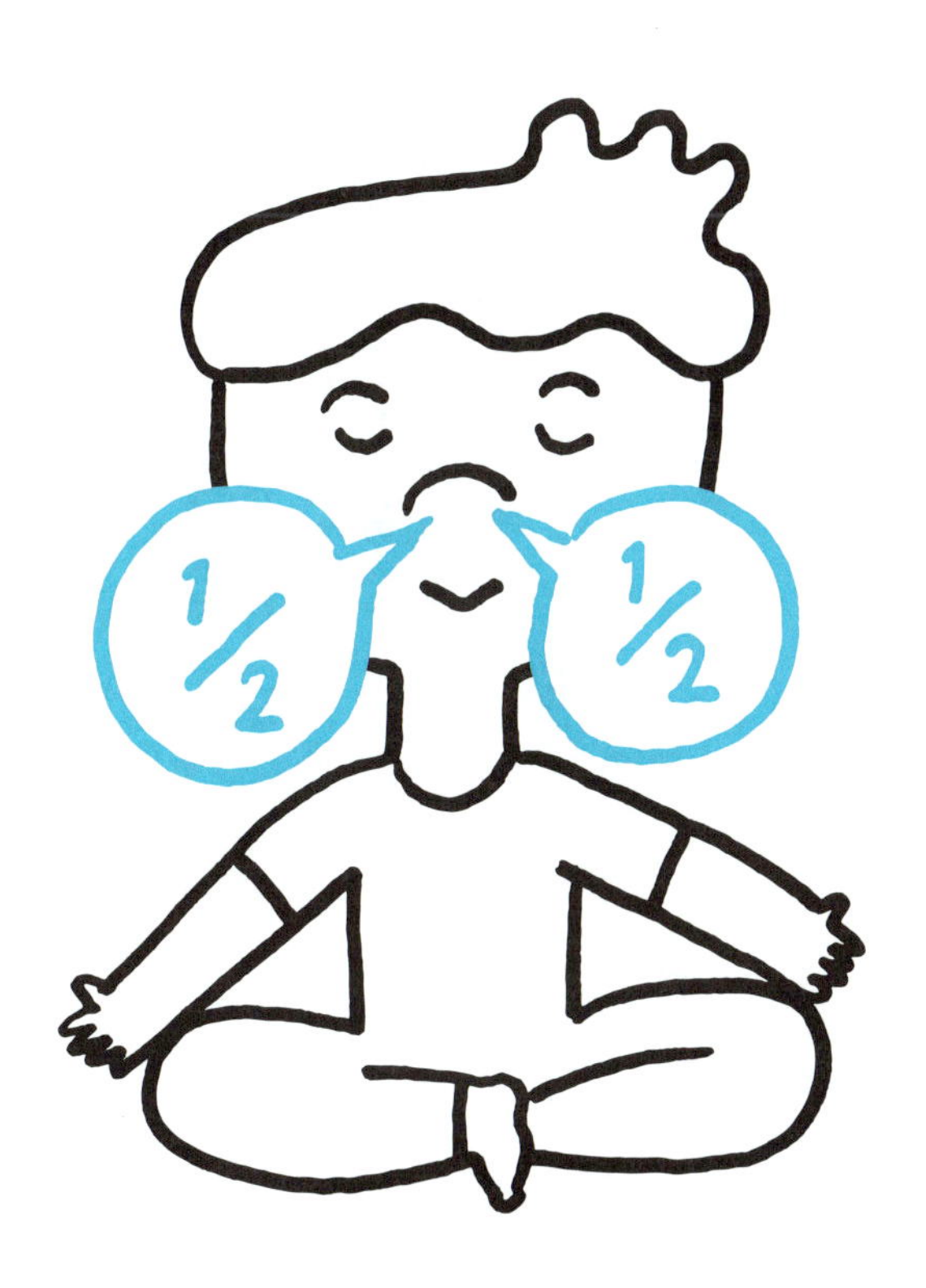
1/2
1/2

# 手あて

手あてはお母さんが、赤ちゃんにする手あてのことです。
お腹が痛いとき、お腹をさすってあげますよね、あれです。
スムースに呼吸ができない人があおむけになります、
もう一人の人があおむけになった人のそばに座ります。
右利きの人は、右手をあおむけの人の丹田に置いてください。
吐いてといいながら、右手で丹田を軽く押します。
慣れてきたら速く押します。
リズムは、「吐く・吐く・吐く」という感じです。

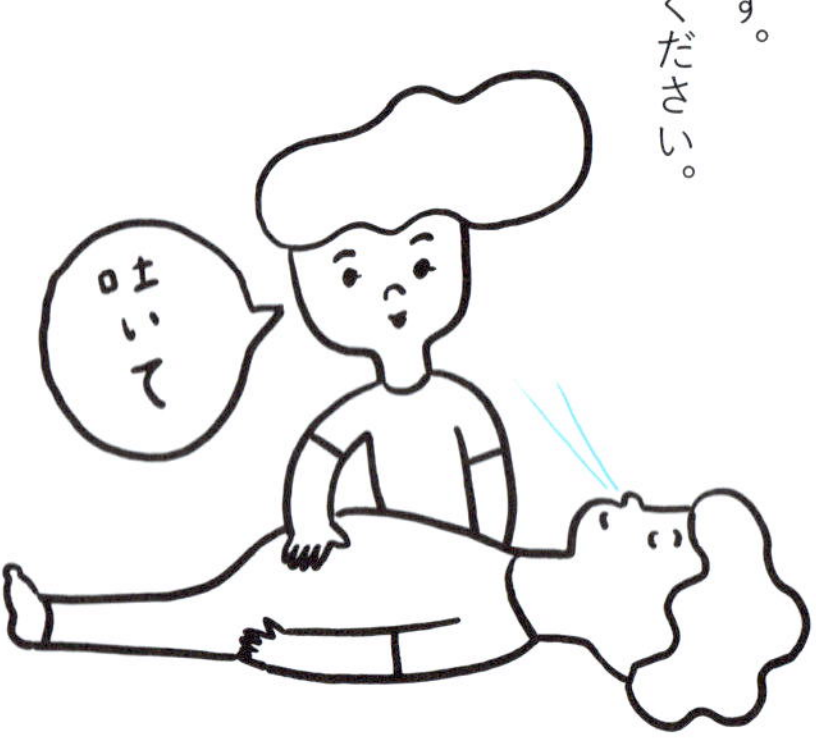

# タトゥー（入れ墨、刺青）

お腹にマジックではなく墨で文字を書くんです。
強い心になりたい人は、下腹部に「丹田」と書きます。
不安な人は、下腹部に「安心」と書きます。
緊張する人、あがる人は、下腹部に「自信」と書きます。

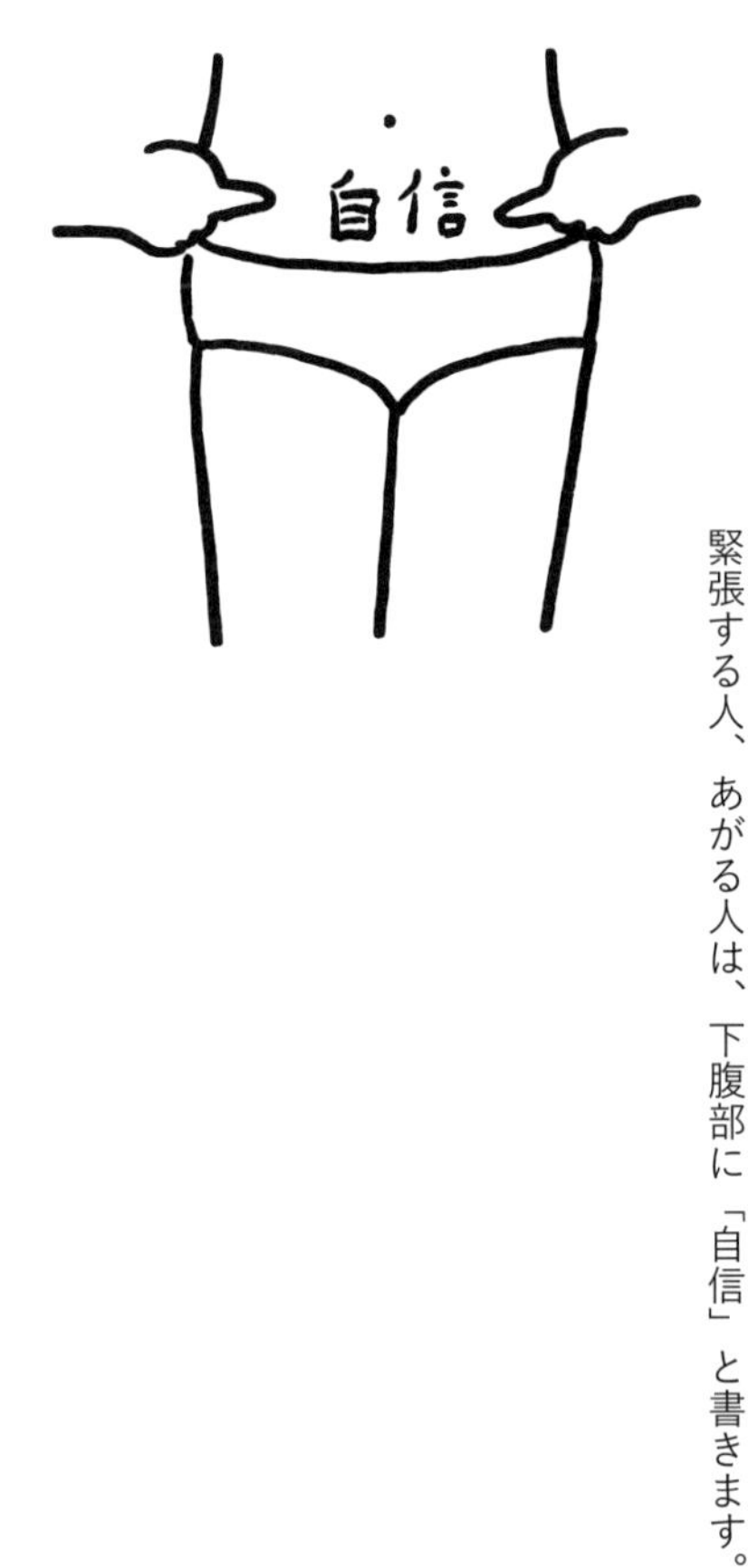

# 腹まき作戦

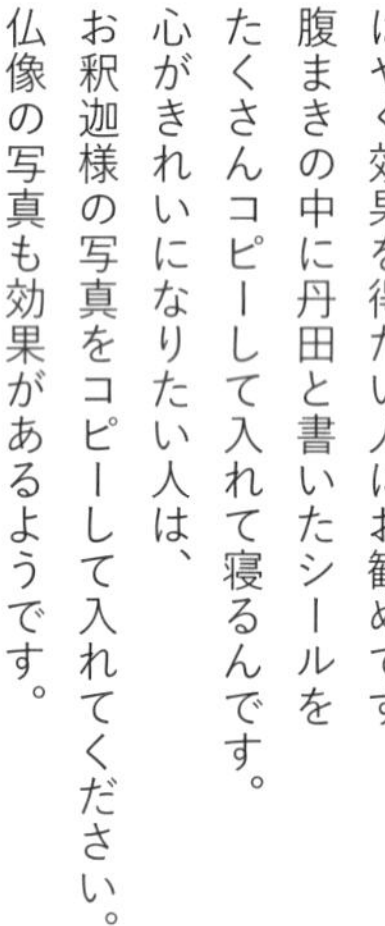

はやく効果を得たい人にお勧めです。
腹まきの中に丹田と書いたシールを
たくさんコピーして入れて寝るんです。
心がきれいになりたい人は、
お釈迦様の写真をコピーして入れてください。
仏像の写真も効果があるようです。

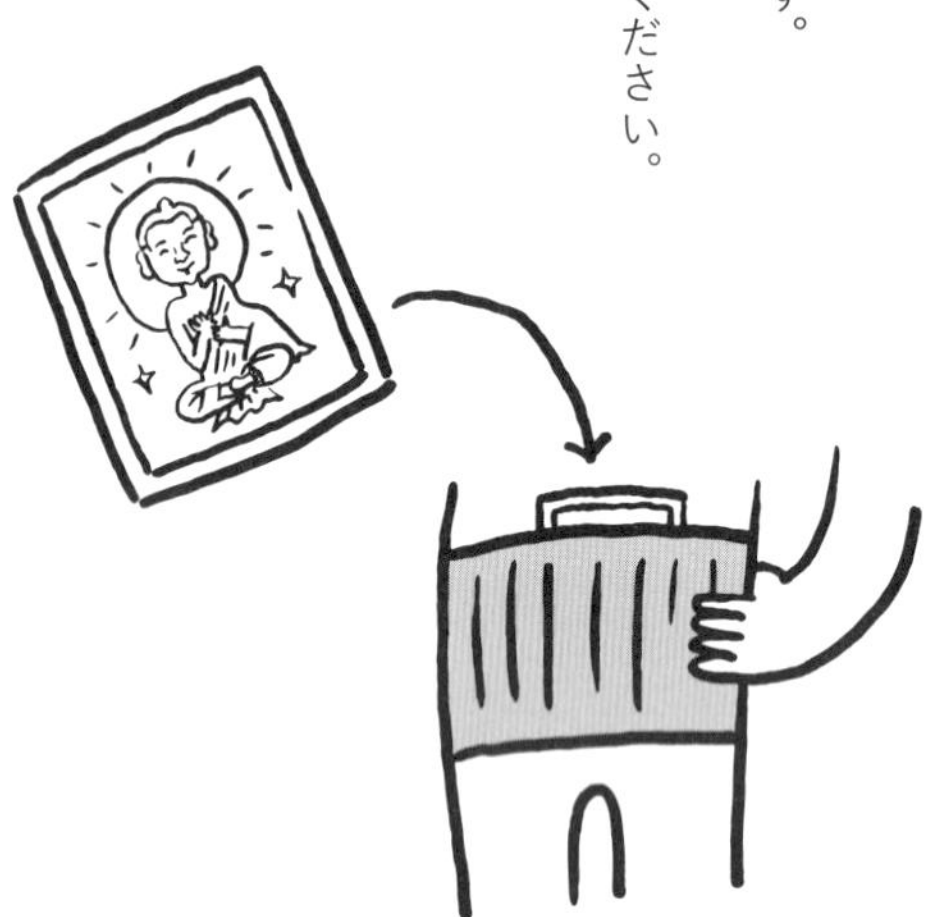

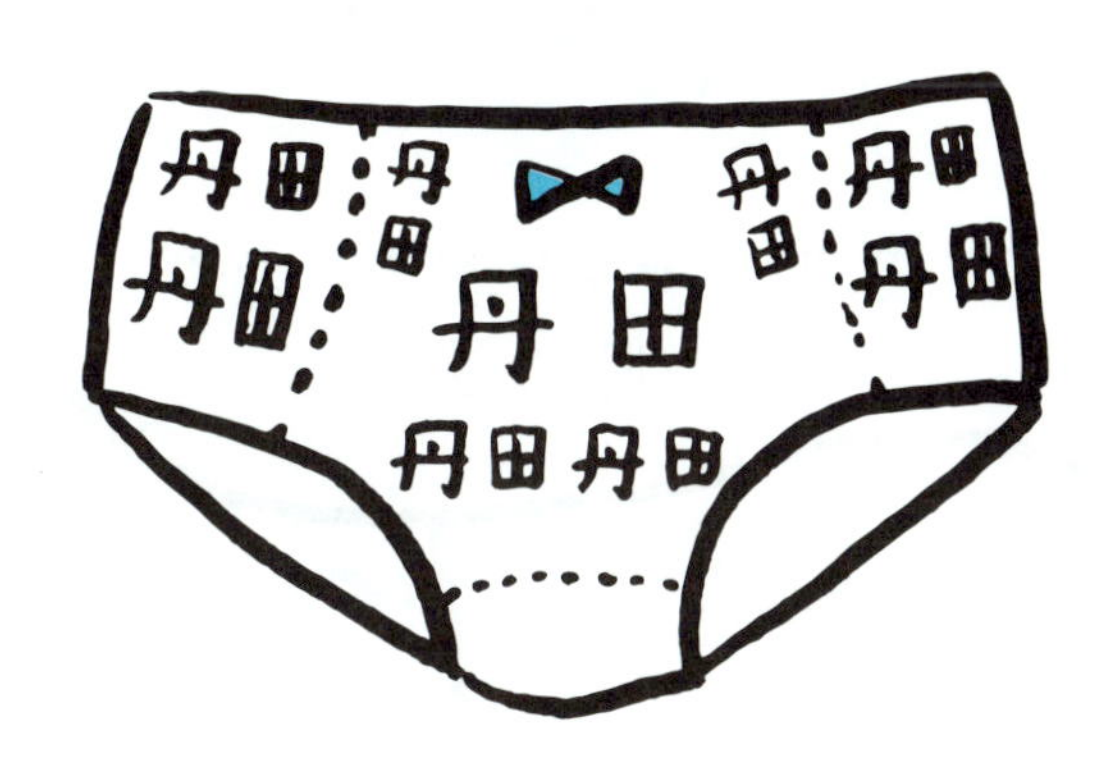


# パンツ作戦

パンツに、「丹田」と書いて、
はいてください。
前にも後ろにもいっぱい書いて、
はいてください。

ちょっとひと息

# 恋愛呼吸 4

## お肌ツヤツヤ美人になる呼吸法

①リラックスしてイスに座る

②皮膚の表面を意識して気持ちよく息を吐く

お肌のことは、気にする人が多いよね。
本当は自然が一番なのに、厚化粧をしたり……。
皮膚が呼吸をしなくなると、人は死んでしまいます。
やけどがいい例。
心美人が一番。
息を吐いて心がきれいになると、
自然にお肌はツルツル、ピカピカに。

人体には150兆個の
細胞があるんだって
はじける
細胞たち

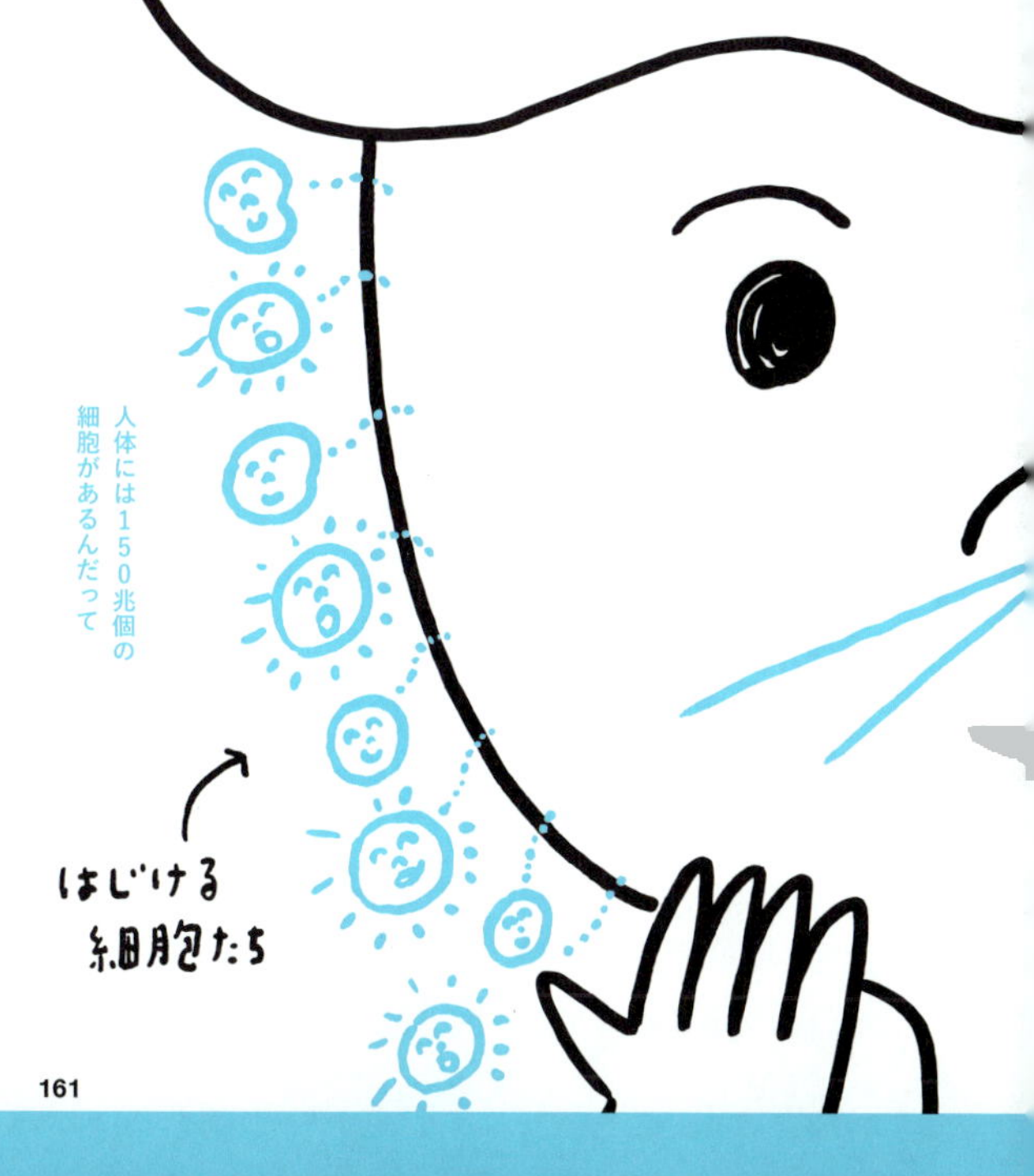

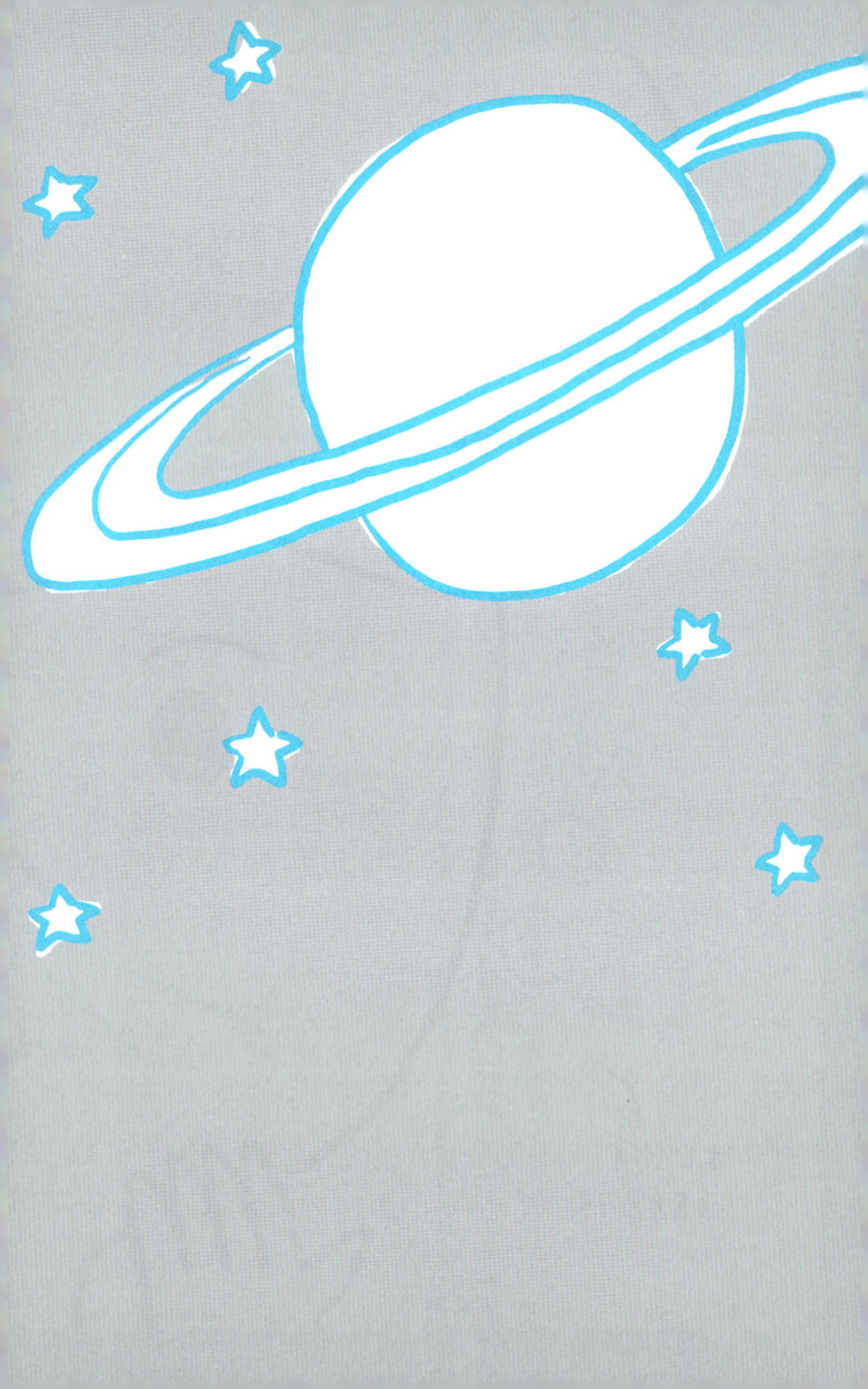

第5章

# 呼吸と宇宙

## 呼吸を通じて「自然」とつながろう！

# 24

# 宇宙はあなたの<br>ふるさとである

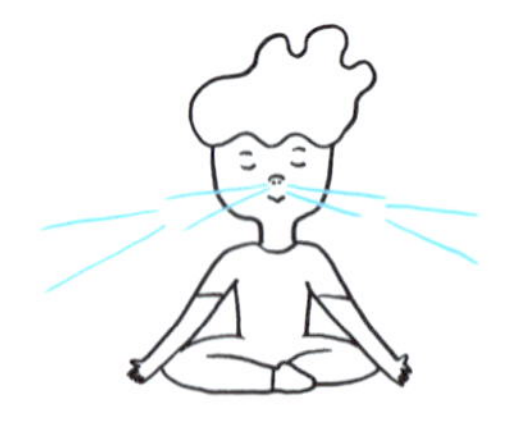

## 呼吸と宇宙の関係とは？

呼吸の本になぜ「宇宙」が出てくるのでしょう？
みなさんはなぜだと思われますか？

宇宙という言葉を持ってくると何となしにいい感じがするから。そうかもね。

あなたはどこで生まれましたか？
日本ですか、アメリカですか、東京ですか、秋田ですか、福岡ですか？
この地球のどこかで生まれましたよね。
生まれたところを「ふるさと」といいますよね。
宇宙は「ふるさと」なんです。
だれのかって？

あなたの「魂」のふるさとが宇宙なんです。

どう……こういう考え方？
気に入ってますか？
気に入ってくれるとありがたいけど、気に入らなくてもいいよ、自由にしてね。

## 魂は永遠に生き続ける

ちょっとだけ書いとくよ。

人は、この世に肉体を持って生まれてきます。
お父さんとお母さんを選んでね。
肉体には魂という生命体が宿ります。
この世に生まれてきたあなたは

肉体と魂で構成されて生きています。

肉体にはもちろん心というものもくっついてます。
あなたが亡くなると焼き場で肉体は焼かれます。
肉体は灰になって大地に帰っていきます。

魂は、エネルギーですから
エネルギー不滅の法則により永遠に生き続けます。
あなたの魂が肉体から離れて帰っていくところがふるさとです。
まともな魂の帰るところは
魂のふるさとである宇宙なんです。

宇宙は、あなたのふるさとです。

# 25

# 呼吸をすると「宇宙」につながる

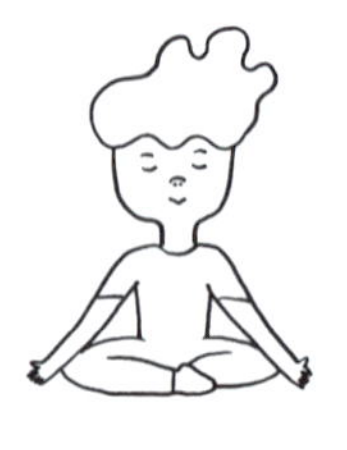

## 肉体の命と魂の命

宇宙があなたの魂のふるさとである……信じられますか？　これが信じられないとこの先はちょっと無理でしょう（信じられない人は、ここは飛ばしてね）。

呼吸は命を支配してます。命というのは、肉体の命と魂の命の2つをいいます。この両方に息吹を供給してるのが呼吸です。

肉体の命は、酸素を供給して炭酸ガスを出すガス交換が仕事。
魂の命は……呼吸は宇宙に遍満する宇宙エネルギーをつかむのが仕事です。

## 宇宙とつながる方法

宇宙とつながるには、心の意識と肉体の感覚を使います。

意識はエネルギーです。
心のエネルギーと宇宙のエネルギーを融合させるのが呼吸です。

呼吸の極意は、呼気、吸気といって
気というエネルギーの分量を多く取り入れることです。
意識を足の裏に下ろして足の裏で息をすると、エネルギーが入ります。

やり方は「足の裏で息を吐く、吸う」そう思ってください。
足の裏で吐いたり、吸ったりイメージするだけです。

「足の裏」「丹田」を意識して、呼吸を通して宇宙とひとつになれるのです。

まぁーちょっと難しいけどそういうことです。
簡単にいうと、ふるさとに帰るだけです。

# LESSON

## 月とつながって自分を変える

月
①満月の日に
月をながめる
②自分と月
を意識して
息を吐く

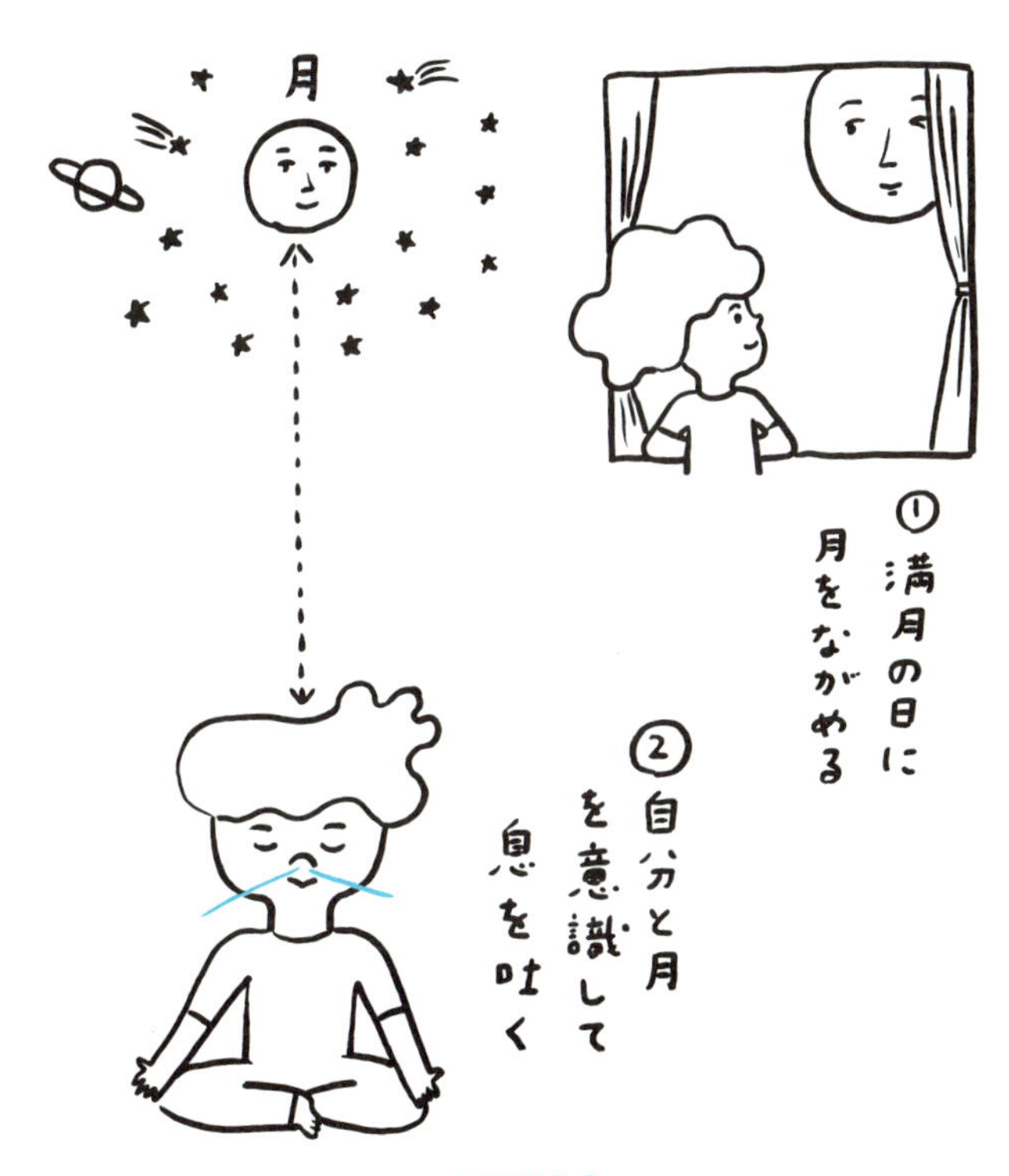

## MEMO

満月の日は月のエネルギーが強いので自分が変われるチャンス！

26

# 呼吸と魂の不思議な関係

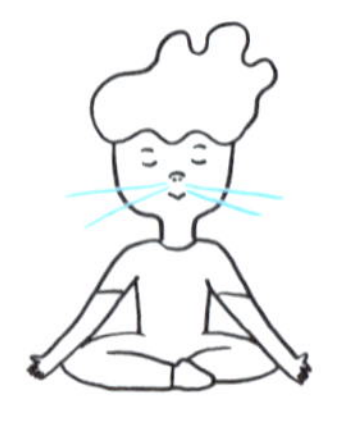

## もう一人のあなた

何度もいいますが、呼吸は命を支配していますよね、
そうですよね、呼吸が止まったら死んじゃいます。

この命は、肉体の命です。

もう一人、いるんですよ、本当のあなたが……
それが、「魂」です。
あなたの本体は魂さんです。

本当のあなたである魂を支えてるのが呼吸です。
気という生命エネルギーを呼吸を通して供給しているんです。
魂は言霊という技を持ってます。
言霊は魂から出る波動と言葉のことです。

呼吸で心をきれいにすると言霊が出せるんです。

魂は琴線に触れる、感動するという小技も持ってるんです。
これも呼吸をして心をきれいにすると、スイッチが入る。

たとえば、水が入ってるコップがあります。色は透明です。
赤いインクをポトンと一滴落とすと徐々に赤く染まっていきます。
ドバッと入れると透明な水が真っ赤になります。
琴線に触れるとは、真っ赤に染まることです。
水が心で赤いインクが刺激です……
刺激が弱いと一滴の赤インキ、
刺激が強いとドバッです。
刺激は、人であったり、書物であったり、
映画であったり、自然の現象……色々です。

# LESSON

## 「もう一人のあなた」を感じる呼吸法

①息を吐きながら
右ななめ上に意識を
向ける
②「こんにちは」と
声をかけ
友だちになる
あの、ちょっと
ご相談が……

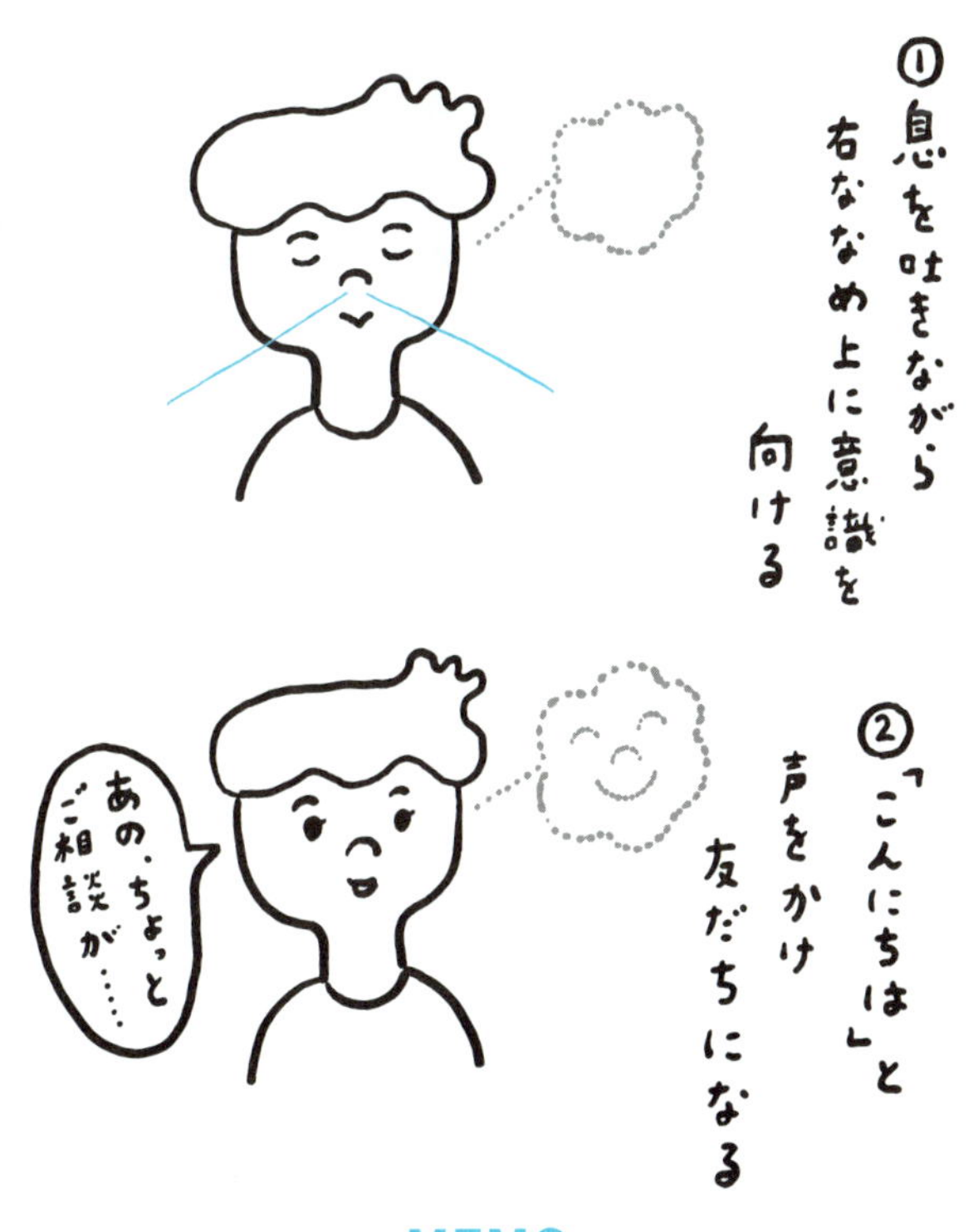

## MEMO

素直にやるとだんだん慣れてきます

# 27

# 魂が磨かれるとはどういうことか？

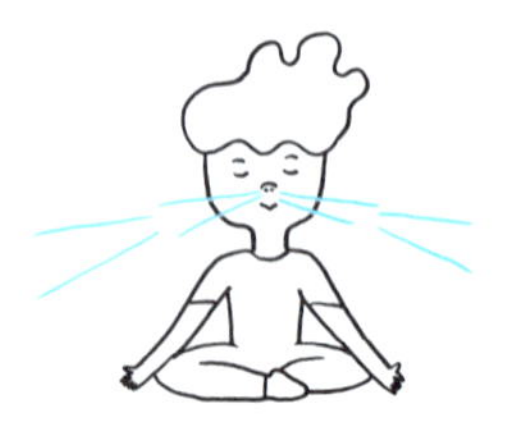

## あなたが生まれてきた目的は？

ここまでついてこられましたか？

整理しますよ。

・この世に生まれた人は目的を持っている
・自分の本体は魂である

じゃあ、生まれてきた目的は何でしょう？　次の中から選びなさい。

①うまいものを食べるために生まれてきた
②偉くなって名声を得るために生まれてきた
③お金持ちになって、きれいで大きな家に住むために生まれてきた
④魂を磨くために生まれてきた
⑤この中にない

ひとつ選んでください。

正解は④です。
あなたは正解でしたか？

ここで不正解だと……正しい答えがわかるまで待ってください。
気にすることはありませんよ、時間はたっぷりあるんですから、
あなたが気づくまで待ってください、あきらめないこと。

正解の人は、安心して生きていけますよ。

## 呼吸によって魂が磨かれる

魂を磨くとは、あなたの人格を向上させることです。

波動でいえば、波動の質を高めることです。微細で柔らかい波動にすることです。
言い方を変えると、心は常におだやかで安らいだ状態です。

どうやって磨くかって？

まず、息を吐くんです、
心をきれいにすることですよ。心をきれいにして正しい考え方をすること、正しい言葉使いをすること、正しい行いをすることです。
他人の役に立つ人になることです。
地球の役に立つ、宇宙の役に立つ人になるといいですね。

ちょっとひと息

# 恋愛呼吸 5

## 生理痛がツラいときの呼吸法

女性ならではの悩み、女性ならではの痛みは、
「子宮」がポイントです。
女の人にとって、子宮は本当に大切なところです。
呼吸をするとき、常に子宮を意識して、
気持ちよく子宮で息を吐いてください。

1

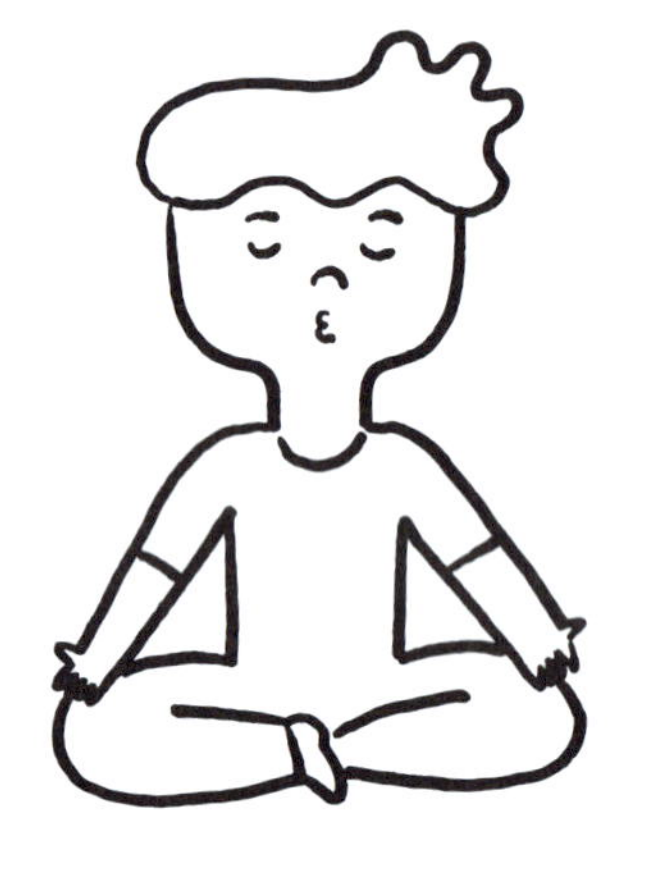

仙骨を立てて座る

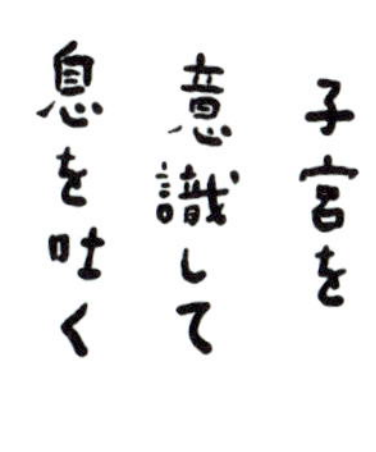


2

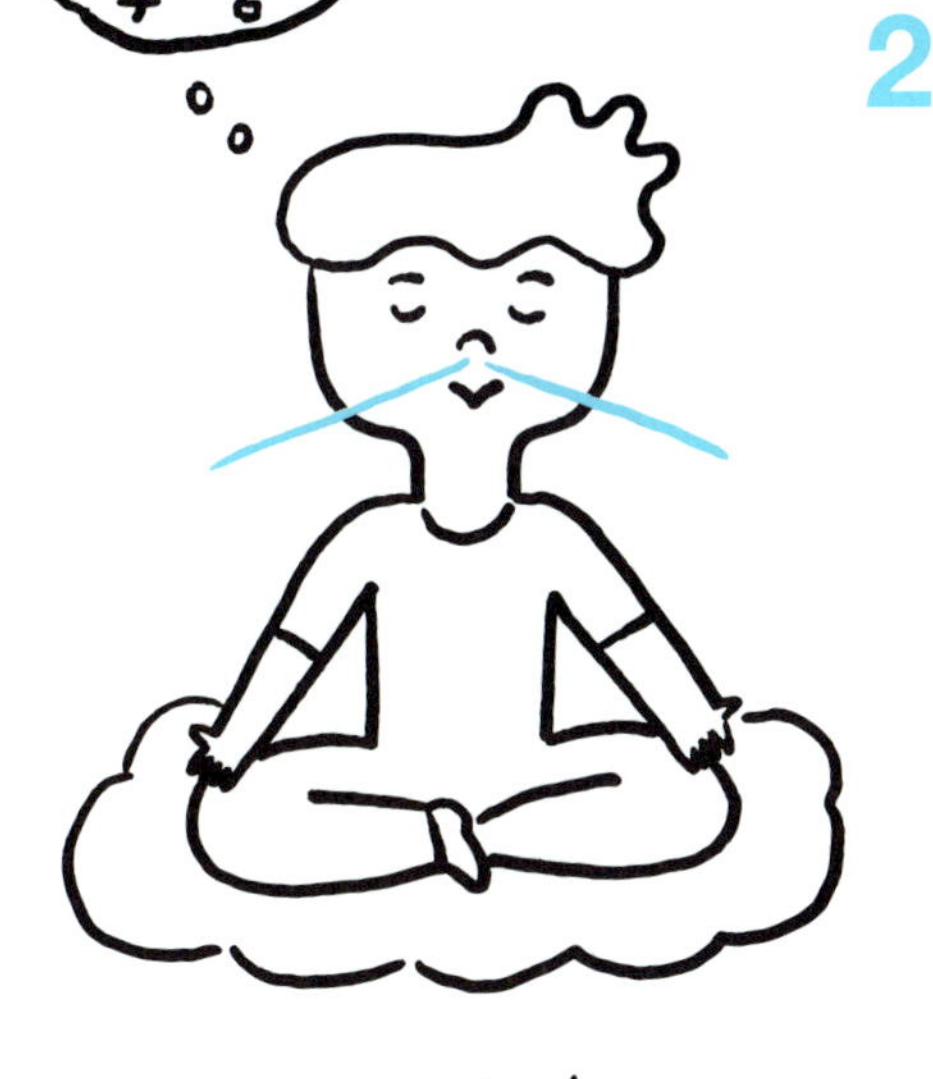


実は子宮と丹田は同じ場所!!

特別収録①

# 何もかもイヤになる「無気力」から脱出する呼吸

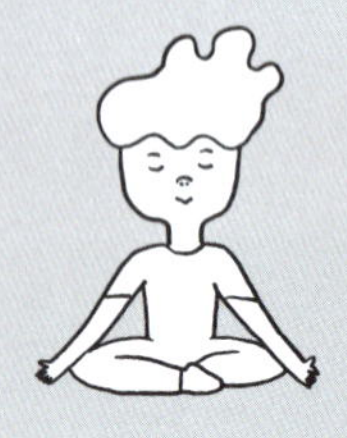

気力……この言葉を使うと生きる力が出るね。
気力……この言葉を聞くと生きる勇気が湧く。
気力……不思議な力がある。

無気力……この言葉を使うと生きる力が抜ける。
無気力……この言葉を聞いただけで生きる力が萎える。
無気力……不思議な力がある。

「気力」と「無気力」……不思議な力がある。
一つは力が出る働き……建設力です。
一つは力をとる働き……破壊力だね。

どちらもエネルギーですが人間にとってはまったく違うエネルギーになります。
生きるのに大事なのはもちろん「気力」です。
「気力」この言葉の意味はみなさんご存知ですが、今一度おさらいをします。

気力は、困難や障害に負けない力です。
気力は、物事をやり通す精神力です。
気力は、気持ちの張り、気合いです。

気力の前に「無」をつけると全く逆になります……どういうことなんでしょうかね。
無気力だと、困難を招きます、困難にあったら全くだらしなくなります。
無気力だと、物事はことごとく途中で投げ出します、最後まで出来ません。
無気力だと、気持ちはまったく駄目です。気合いなんか全然ありません。

もし、犬や猫が無気力になったら生きていけません。
食べることができなくなれば自然に死にます。
エサをとる気力がなくなれば勝手に死んでいきます。
動けなくなったら死を待つだけです。

これだけはっきりしてるのに……。

人間はなぜ無気力になるのか気が知れません……？
人にはそれぞれ立場があると……そんなことを言ってる場合ではないね（笑）
早く無気力から脱却しないと……。
人間は素晴らしい力を持っています。
「人間は神の子」と呼ばれてます……これを使いましょう。

あなたも神の子です。
あなたには、神の子として、神から与えられるどんな試練も克服できる偉大な力が与えられていることを思い出してください。

いつまでも苦しんでるのをやめましょう。
根気よく自分を変える努力を続ければ、あなたは無気力から抜けられるのです。
無気力から気力ある自分になれるのです。
不幸から幸せに……。
失望から勇気に……。

あなたは自分を変える努力をするべきです。

まず自分自身の認識を変えることです。無気力なのは自分ではないと……。
このような考えを持ち続けることが重要です。
持ち続けることによってしだいに自分の意志が行動に現れてきます。
だって、無気力になったのは、無気力なことをずっと思っていたからです。
嫌なことを頭でずっと思い続けた結果、お腹の力が抜けたのです。
無気力を捨てるにはお腹に力をつければいいのです。

そのために一つ善いことをお伝えします。
呼吸をしましょう。お腹で息を吐くのです。
吐くときにお腹をへこます、吐いたら力を抜く。
吐くときにお腹をへこます、吐いたら力を抜く。

次はお腹の中心であり、からだの軸であるところ……丹田。

丹田で呼吸します。
息を吐くとき丹田を後ろに引き寄せる、吐いたら力を抜く。
息を吐くとき丹田を後ろに引き寄せる、吐いたら力を抜く。

もう一つです、肛門で呼吸です。
息を吐くとき肛門をしめる、吐いたら力を抜く。
息を吐くとき肛門をしめる、吐いたら力を抜く。
これをやってください。

特別収録②

# やっかいなしつこい「不安」を手放す呼吸

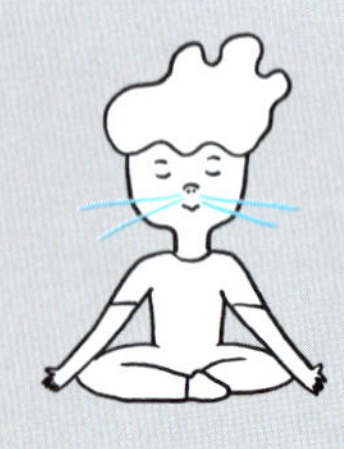

人生を生きていくうえで「安心」と「不安」どっちがいいか？

と問われたら、だれしもが「安心」と答えます。

安心も不安も心で考えること、言い換えると心で思うこと、想像することです。

意識的に思うこともあれば、無意識に浮かんでくることもある心の働きと定義します。ちょっと重々しくなりましたね（笑）

しつこい「不安」は、とても厄介な代物なので根底からやっつけちゃいましょう。

とても勇気がいりますけど、いっしょにチャレンジです。

理由ですか。あなたに輝いていただきたいのです。あなたに幸せに生きてほしいからです。

不安で生きると人生は台無しになります。いまなら間に合います……ではいきますよ。


心の働きを知ることから始めましょう。

自分の心は大別すると意識と潜在意識で働きます。

意識は自分で思ったり考えたりするあなたです。

潜在意識は、自分で思ったり考えたりはしません。

## 心の性質

意識は、朝、目が覚めた時はぼっーとしてますが、昼間は活発に働いてます。

夜は静かになり、眠るとお休みです。

潜在意識は朝、昼、夜、夜中、一日中働き続けます、３６５日お休みがありません。

潜在意識は意識が思ってることをじっと見てます。同じことをくりかえし、続けると受け入れます。受け入れると意識しなくても潜在意識が働きます。とても便利がいいようですが、ことと次第によってはとても厄介なものになります。なぜなら、潜在意識は自分で自由にできないからです。潜在意識に入ると都合がいいもの、入ると都合が悪いものがあります。

ハッキリ言えば、安心が入ると安心の毎日です。不安が入ると不安な毎日です。

「不安」が潜在意識に入った人は、何かにつけて不安になります。

入試、入社、転職、結婚、離婚……人生の岐路では必ず不安になります。


何故こうなるのか……検証です。

あなたの生きてきた成育史のなかでの不安な体験の積み重ねが原因です。

一つは両親との関わりです。お父さんが酒飲みで暴力を振るう、いつも殴られていた。

お母さんにいつも小言を言われていた、ほめられた事がない。

夫婦げんか……小さい時に両親が目の前で喧嘩すると怖いです。してほしくありません。

でも両親は私のことを無視して喧嘩します。学校に行けばいじめにあう。いじめられたくありません。なぜかいじめられる。不安になる要因はたくさんあります。

安心した生活環境ではない人は不安は付き物です。

毎日、毎日、不安を体験したために潜在意識に入ってしまいました。

しかも強烈だったために「しつこい不安」になりました。なったものは仕方ありません。

不安を解消して安心をとりもどすしかないのです。

## 安心をとりもどす方法

呼吸法では〝きりかえ〟と言うことが重要な要素のひとつです。

そして〝集中する〟ということも大切な要素です。

きりかえと集中を身につけて安心をとりもどす。

言い換えると不安を消滅させる、不安とサヨナラすることです

不安は頭で考えます、腹では考えません。

頭で思ったり考えたりする自分（意識）をやめて腹で考えるということです。

あっさりと言えば、意識のきりかえです。

お腹を意識するといいのです、お腹を意識し続けてると不安は自然に消えて行きます。

今日の不安は「しつこい不安」ですから……ひと工夫が必要です。

しつこいは、一つのことに執着して離れようとしない負の力です。負の反対は正です。

正の力を使いましょう。あなたのお腹の中に正のエネルギーをもった場所があります。

お腹の中で最も力が出るお腹の中心のことです。中心は丹田です。

昔の人は「臍下三寸(へそしたさんずん)」と言ったり、「臍下の一点(せいかのいってん)」と呼んでいました。ここはエネルギーが出入りする場所であり、エネルギーの貯蔵庫です。今風に言えばエネルギースポットです。エネルギースポットの力を活用しましょう。方法は意識のきりかえです。焦点をお腹の中心である丹田に合わせることです。カメラのピント合わせです。丹田の力で、しつこい不安を消滅させます。

整理しますと、

・お腹に意識をきりかえる
・丹田に意識をきりかえて、丹田に集中する

これでいけます。

集中力が弱い人は科学の力を借りましょう。
接着剤を使って意識と丹田をくっつけちゃいましょう。
接着剤は瞬間的でないといけません、瞬間とくればアロンアルファです。
セメダインの100倍の接着力アロンアルファです。
アロンアルファのふたを開けて透明な液がでたら、
へらを使って液を丹田にぬり、意識をくっつけるのです。
これで意識は丹田からはなれません（笑）
100倍で心配な人は、アメリカの「サウザント」をお勧めします。

サウザントは千です……1000倍の超強力瞬間接着剤です。
どちらかの接着剤で意識を丹田にくっつけたつもりで丹田に集中します。
これでOKです。

鰯の頭も信心から……。

# 文庫版あとがき

文庫化の加筆は「無気力」と「しつこい不安」でした。無気力、この言葉を意識して無気力な状態をイメージし、何度も何度も無気力を思っていたら……。自分が無気力な状態になりました（笑）。笑い事ではないね、……冗談ではない。「無気力」という言葉は決して使わないようにお願いいたします。

言葉には力があります。聖書の文言に「はじめに言葉ありき」。日本では言霊というとてつもない力を持った言葉もあります。読者のみなさまが口に出して言う言葉は前途が明るくなる言葉にしてください。力強く生きるには「積極的」、美しく生きるには「愛」です。「勇気」とか「安心」もいいですよ……元気・やる気・自信もいいです。

単行本の『呼吸の教科書』が発売されて3年が経過しました。あっという間でした。

あっという間ではありましたが、いろいろなことを体験し、気づき、学びました……。

結果的には……何とか生き抜いた。「何とか生き抜いた」と書いたのはとんでもないことを体験したのです。なんと言っていいのかわかりませんが、「訳が分からない、理由がわからない体験」です。


その体験とは……

**昨年の6月12日から6月29日までの18日間の出来事。**

**12日、熱（38度）、尿の出が悪くトイレに何度も行く症状で病院に行く。**

**診断は感染症の疑い。感染症の疑いから始まる体と心と病気の関係です。**

**1．検査結果（1回目 6月15日）**
先生（M内科）との問診（血液検査報告書と微生物検査報告書を手にして）

「前立腺炎」重度の感染症です。
〈免疫学的検査〉ＣＲＰ定量が基準範囲０・30以下のところ11・05。
ＣＲＰは炎症を起こしていることを意味します。炎症の原因はウイルスか細菌ですと。
これは性交渉で移ります……身に覚えはありませんか？
まったくありませんと答える（まじめに）。
先生はおかしいなー……？
僕は昨日サウナにいきましたけど……（先生は無言）。
●ウイルスによる感染は身に覚えがない／訳が分からない。
〈血液学的検査〉白血球数が多い、基準範囲３９００～９８００のところ１１６００。
●体が弱っている感じがありましたから、これは納得。

**2. 検査結果（2回目 6月17日）**

ＣＲＰ検査結果３・37。あと少しで正常……（抗生物質が効いてる）。
白血球数は６１００で基準値内、よくなった。また採血と尿検査をする。
●安心して仕事にいった。

**３．検査結果（３回目　６月24日）**

先生と僕のやり取り。
**先生**（突然）「前立腺癌」……。
**僕**（なにがなんだかわからない）ぼーっとした表情で「えぇー」。
**先生**　ＰＳＡが12・３　基準値は４・０以下です。
（ＰＳＡは前立腺がんの可能性があるかどうかを見分ける検査）

人生には上り坂、下り坂があります。今回はまったく予測できない「まさか」でした。まさかの坂です。何が起こるかわからない……（笑）。いまだから笑えるけど、この時は笑えません、真剣でした。

呼吸を生業にしてから、ずっと働き続け、全速力で走ってきました。2015年（昨年）になってから仕事のやりすぎですこし疲れを感じるようになる。疲れてはいるけど、呼吸をしてエネルギーの補給が十分されてるのでハードな仕事量をこなしていましたが、度を越したようです。

**「がんかもしれない」……**

先生に告知されたときは、何が何だかわからない……「えぇー」の世界。がんだとは思ってないけど先生が「家族に言ってください、検査の時は一緒に行くように」と。

家族と一緒ということで、ちょっと構えひょっとして「がんかもしれない」と思った。

僕の体は「がんではない」と頑固に言い張ってる（本当です）。しかも体調がいいので実感がまったくない。

妻には「がんだって、転移してるかどうか検査するから6月29日虎ノ門病院にいっしょに行ってください」と。

妻の一声が「うちにもとうとう癌の人が出たか」……冗談だと思ったらしい。

**どんな心境だったのか?**

がんの告知の前、「前立腺炎」と言われたときに深く反省しました。今までのような生き方だとこうなる、生き方を変えようと決心してましたので、心配したり、不安になったりしたことはないです。普段通りの心持ちでした。

僕の心は、自分は神の子、だから神様が僕をがんになんかしない、何かの間違いだ。

いまこそ、「積極的に生きるぞ」と、強く思ったことは確かです。

**がんを告知されてから、検査までの6日間(6月24日~6月29日)どう過ごしてたのか?**

普段通りの生活です。がんと言われたからといってすぐに仕事をお断りするわけにはいきません。決まってる仕事をスケジュール通りこなしました。

今後は隠居を視野に入れ、仕事は極力減らすつもりでいました。

## 4．虎ノ門病院「がん検査」（6月29日）

先生と僕の会話（診療情報提供書を見ながら）

**先生**　症状は？

**僕**　いまは何ともないです。

**先生**　当時は？

**僕**　38度の熱、おしっこの出が悪く、何回もトイレに行きました。

**先生**　がんではありません。

**僕**　えぇー……。

**先生**　今まで通りの生活をしてください。

**妻**　主人は働きたくないといってるんですが。

**先生**　まったく問題ないですから、働いてもらってください。

**妻**　働いてもいいですって（笑）。

●なにがなんだかさっぱりわかりませんが、がんでなくてよかったです（ツイてる）。

## 後から振り返ってみて

一言でいえば、呼吸力……（笑）

もっと丁寧に言えば、丹田を意識してやる丹田呼吸が功を奏したのかも……？

よくわからないのが正直な気持ちです。これでは参考にならないよね（笑）。

いま記憶がよみがえりました……。寝る前に新しい呼吸をやりました。あおむけになって「吸って・止めて・吐く」これを特別に追加してやってました。

鼻で吸ってお腹に入れる（丹田に押し込む）。そのまま止める。そして吐く。

7秒吸って、7秒止めて、7秒吐く。止めることは普段しないのですが、ヨガのクンバカを思い出しやってました。7はラッキーです……これもよかったのかも？

## 学びと気づき

この体験から学んだことは生活習慣の大切さです。食べ物と運動のバランスです。

夜9時以降は食べない。ジムに通って有酸素運動と筋トレをやる。

いまはおかげですこぶる快調です。


日記は一時的にやめましたが、「がんの告知」から4か月後（10月27日）にアメリカ（ロス）に行ったとき、心境の変化が起きました。サンタモニカの海岸で空と海を見てた……すんだ青い空、真っ青な海、空と海の間はきれいな水平線……。

気持ちがおおらかになり、どこまでも透き通った心……ふと日記のことが浮かびました。

たくさんの人から日記の再開を求められてたことを……僕の魂が「GO」を出した。

日記の再開を決意したのです。魂が新たな気持ちになれて喜んでるのを感じました。

これを気づきと呼んでいいのかどうかわからないけど……僕は気づきといいたいです（笑）。その後は一日も休んでいません、毎日書いてます。

**当時（6月）のふりかえりメモより**

「6月は積極的な心でした。自分をほめてあげます。
100点満点で120点です。ほめすぎかも（笑）」

このメモから言えば、「積極的な心」……これですかね。
2016年7月15日採血の検査「結果異常なし」。
がんの数値を見つけてくれた先生、がんではないといってくれた先生に感謝です。
『呼吸の教科書』を文庫化してくれた編集者、関係者にこころより感謝いたします。
ありがとう！
2016年7月18日
オフィスにて　加藤俊朗

**著者紹介**


# 加藤俊朗（かとう　としろう）　呼吸家

大手企業を退職し有限会社カーム・スローを設立。人間が三位一体（心・体・魂）で生きる「Ｋａｔｏｕメソッド」を考案し、人間が輝いて生きる考えと実践法を提唱している。詩人・谷川俊太郎氏を15年以上教えている。著書に、『呼吸の本』（サンガ）、『呼吸の教科書』（ＫＡＤＯＫＡＷＡ）、『呼吸が〈こころ〉と〈からだ〉をひらく』（春秋社）他多数あり。

本書は、２０１３年９月に小社より刊行された『仕事・人間関係がうまくいく　呼吸の教科書』を文庫化にあたり改題し、加筆したものです。

中経の文庫
人生が変わる　呼吸の教科書

2016年10月15日　第1刷発行

著　者　加藤俊朗（かとう としろう）
発行者　川金正法
発　行　株式会社KADOKAWA
〒102-8177 東京都千代田区富士見2-13-3
0570-002-301（カスタマーサポート・ナビダイヤル）
受付時間 9:00～17:00（土日 祝日 年末年始を除く）
http://www.kadokawa.co.jp/

DTP ニッタプリントサービス　印刷・製本 暁印刷

落丁・乱丁本はご面倒でも、下記KADOKAWA読者係にお送りください。

送料は小社負担でお取り替えいたします。

古書店で購入したものについては、お取り替えできません。

電話049-259-1100（9:00～17:00／土日、祝日、年末年始を除く）

〒354-0041 埼玉県入間郡三芳町藤久保550-1


ISBN978-4-04-601780-2　C0130